はじめに

本書を開いたあなたは、こんな悩みをお持ちではありませんか。


「腎機能が基準値以下になった」

「検診で尿たんぱくが出た」

「医師から、『このままでは人工透析になりますよ』と言われた」

「現在、人工透析を行っている。今の状態をできるだけキープしていきたいが、どうなることか……」

「慢性腎臓病を患っている家族がおり、そのサポートをしたい」


私たちの体の中で、重要な働きを司る臓器・腎臓。

加齢や慢性腎臓病（ＣＫＤ）などにより、その働きが次第に弱ってきて、健康診断や病院での検査で悪い数値が出るようになると、今、リストアップしたようなさまざまな懸念が生じます。

腎臓がどれくらい機能しているかを示す目安である「ｅＧＦＲ」（estimated Glomerular Filtration Rate：推算糸球体ろ過量）の値が、毎年、悪化していることに気づけば、

「腎臓がこのまま悪くなっていったら、どうなるのだろう？」

と、やはり心配になるものです。

ことに高血圧や糖尿病、脂質異常症、高尿酸血症などの生活習慣病が持病の場合には、病気の悪化とともに腎機能も落ちていく恐れがあります。血圧や血糖値などの数値変化だけでなく、腎臓の状態も心配になります。

ましてや、慢性腎臓病の診断を受けている人ならばなおさら、ご自身の今後について心配や不安は募ることでしょう。

慢性腎臓病は長らく「不治の病」と恐れられ、一度なったら治らない病気というイメージが根強く残っています。

このまま改善せず、人工透析や腎移植を勧められるようになったら、自分の命は助からないのではないのか。

本書は、腎臓に対するこうした不安や心配を持つ人に向けて、落ちてきた腎機能を

可能な限り回復させ、慢性腎臓病の予防や改善の手助けとなる手段を提案します。

医学の研究や治療の進展によって、現在、慢性腎臓病の治療には大きな変化が起きています。

かつては、不治の病とされてきた慢性腎臓病は、「治せる病」になりつつあるのです。慢性腎臓病は、早期に発見して適切な治療やセルフケアを行うことで、改善したり、進行を遅らせたりすることができる病気となりました。

そこで、重要なカギを握るのが「運動」と「食事」です。

特に運動は、少し前までの常識では、いったん腎臓病になったら、安静が第一であり、体を動かすことなどはもってのほかでした。

しかし、今では慢性腎臓病の患者さんが軽い運動を継続することで、元気にいきいきとした生活ができるばかりか、血清クレアチニン値が低下したり、尿たんぱくが減少・消失したり、腎機能が向上することがあることもわかっています。また、人工透析を回避・先延ばししたり、心臓病や脳卒中などの合併症を予防したり、死亡率が下がって余命が延びたりすることが判明しました。

慢性腎臓病の患者さんであっても、軽い運動を継続することで、体力や気力を保ち、毎日を活発に過ごせるようになるのです。
今ではむしろ、安静は禁物なのです。

私は、長年、東北大学病院に籍を置き、慢性腎臓病に対する運動がもたらす改善効果について研究を続けてきました。そこで開発したのが、「腎臓リハビリテーション」（以下、「腎臓リハビリ」）です。

腎臓リハビリを用いた私たちスタッフの研究成果は、今や世界的に認められるようになりました。日本では、このリハビリに健康保険の適用が認められるほどです。

私たちの研究などで、治療方針が、「安静第一から運動推奨へ」と、大きく転換されたのです。腎臓病の治療において、「コペルニクス的転回」ともいわれるほどの革命が起きたと評価してくださる医師や研究者、医療スタッフも、世界中にたくさんいます。

そうした声も嬉しいのですが、私が何より喜んでいるのは、不安や心配で押しつぶされそうになっていた多くの患者さんが、腎臓リハビリによって生き生きとした毎日を手に入れられたことです。

ここで、そうした例を簡潔にご紹介してみましょう。

Ｉさん（75歳・女性）は、今から35年前の40歳のとき、慢性腎臓病のステージＧ３ａとの診断を受けました。Ｉさんは食事にも配慮しながら、運動療法の一環として自分の好きな山歩きを続けました。

現在のｅＧＦＲの値は57（基準値は60以上）。35年間、さらなる腎機能の低下は起こっていません。これ自体、すばらしいことです。

しかも、以前は見られた血尿は出なくなり、尿たんぱくも出てもごくわずかです。

長年にわたり、根気よく歩き続けてきたことが、Ｉさんの腎機能の維持に大きく貢献していることは間違いないでしょう。

Ｔさん（70歳・男性）は、高血圧と脂質異常症の持病があり、59歳のときに脳梗塞（脳の血管が詰まって起こる病気）の発作を起こしました。

このときの検査で、腎機能値がかなり低下していることが判明。ｅＧＦＲの値は50であり、健常者の半分しか腎機能が働いていませんでした。

医師からは、「このまま腎機能が低下していけば、将来的には人工透析の導入も考えなくてはいけない」と警告されました。

Ｔさんは熱心にウォーキングに取り組むようになり、１日に２万５０００歩をゆっくり歩くようになりました。

歩き始めて３ヵ月で、慢性腎臓病のステージがＧ３ａからＧ２へと回復し、ｅＧＦＲ値も基準値の60まで戻しました。

体重は、ピーク時の80㎏から12㎏減り68㎏になったのです。

それまでは降圧剤を飲んでも、最大血圧が１４０〜１６０㎜Hg、最小血圧が90㎜Hgまでしか下がりませんでしたが、最大血圧１２０㎜Hg台、最小血圧60㎜Hgまで下がりました（正常値は最大血圧が１４０㎜Hg未満、最小血圧90㎜Hg未満）。

Ｋさん（65歳・男性）は、長年患ってきた糖尿病の悪化により、腎機能も低下し、糖尿病腎症を発症しました。医師から人工透析を勧められ、始めました。

それと並行して、Ｋさんは運動療法を開始しました。

人工透析が始まる前にエアロバイクなどで体を動かし、ほかに毎日30分のウォーキングや筋トレも実践したのです。

その結果、７％台だったヘモグロビンＡ１ｃ（過去１〜２ヵ月の血糖値がわかる数値で、正常値は6・2％未満）が、5・5％と正常値内に落ち着きました。

血圧は、最大血圧が160㎜Hg台、最小血圧が90㎜Hg台だったものが、最大血圧が120～130㎜Hg、最小血圧が70㎜Hg台まで下がり、安定するようになったのです。

人工透析を始めると、足腰が弱って、車イスが必要になる人も少なくありません。しかし、運動療法をしっかり続けているKさんは、足腰の衰えも感じず、腎機能もよい状態で推移しています。


このように運動は、落ちてしまった腎機能を回復させたり、今の状態をキープしたりするための有力な手段となります。人工透析を受けることになったとしても、健康状態を維持するのにも役立つことがわかってきています。

本書では、エビデンスに基づいた運動療法のご紹介とともに、食事や生活面での具体的なアドバイスも紹介します。

本書が提案する運動は、簡単でシンプル。どなたでも無理せずに続けることが可能です。

では、始めていきましょう！

著者記す

腎臓を守る医療常識は大きく変化した！

運動編

古

新

古い常識

腎臓が悪い人は、運動を控えて安静第一

↓

新常識

腎臓が悪い人は、適度な運動をすべき！

古い常識

腎機能が悪くなると、もう回復しない

↓

新常識

「腎臓リハビリ」で腎機能の低下を抑制、改善も可能！

古い常識

人工透析中は身動きせずに過ごす

↓

新常識

足漕ぎなどの軽い運動で、透析の効果も上がり、疲労も残らない！

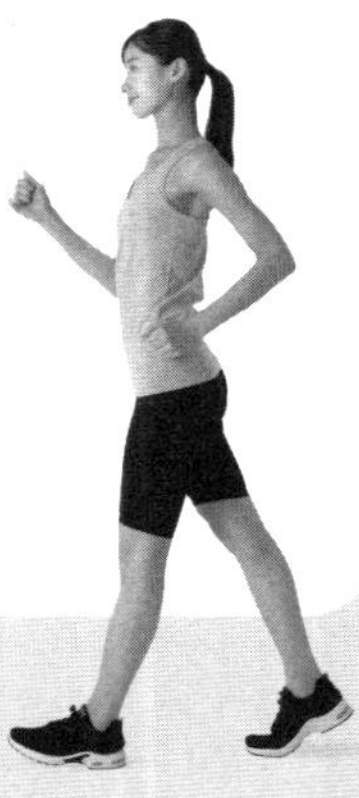

食事編

古

古い常識

腎臓が悪くなった人は、厳しい食事制限を続けなくてはならない

↓

新常識

ちょっとした工夫で、我慢や忍耐は要らない。むしろ、3食きちんと摂る！

古い常識

腎臓が悪くなった人は、たんぱく質の摂取をなるべく減らす

↓

新常識

筋肉量を低下させないため、たんぱく質は許容基準の上限まで摂る！

古い常識

肉や魚などを、なるべく我慢しなくてはならない

↓

新常識

ごはんを「低たんぱく」に変える代わりに肉や魚は普通に食べる！

新

腎機能 自力で強まる体操と食事 目次

第1章 腎臓病治療のコペルニクス的転回

第2章 慢性腎臓病とはどんな病気か …… 45

第3章 腎臓リハビリを始めよう！ …… 89

第4章

第5章 腎臓を長持ちさせる11のQ&A

校閲　鷗来堂
組版　キャップス
撮影　菅沢健治
ヘア&メイク　村松美乃里
モデル　平田佳奈
図版　上野裕史
藤田大督
構成　五十畑茂
装丁　藤田大督
編集　髙畑　圭

第1章

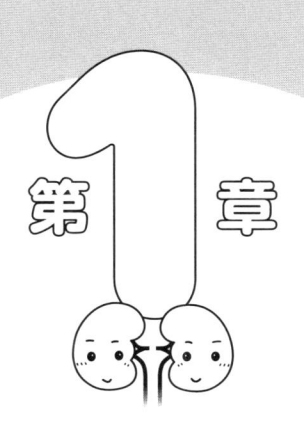

腎臓病治療のコペルニクス的転回

安静が本当に腎臓の保護になるのか？

長い間、「慢性腎臓病になったら安静第一」が常識とされてきました。

その常識が、この十数年の間に書き換えられています。

２０１６年には、糖尿病腎症に対する運動療法の保険適用が認可されました。

そして、22年には人工透析患者に対する運動療法の保険適用も認可されました。

国が、腎臓病に対する運動療法の効果を認めたのです。

こうした動きは、私たちが起こした問題提起から始まりました。

その経緯について、本章で簡単に触れてみたいと思います。

もし慢性腎臓病の運動や食事などについて早く知りたいという人は、本章を読み飛ばしてもらってもかまいません。

長い期間、世界的にも「慢性腎臓病になったら安静第一」が常識でした。

その理由としては、慢性腎臓病の患者さんが運動をすると、尿たんぱくが増えるためです。

腎臓のろ過機能を担う糸球体《しきゅうたい》で尿がきちんとろ過され、必要なものがきちんと再吸収されれば、本来、尿にたんぱく質は混じりません。しかし、運動すると、尿にたんぱく質が漏《も》れ出てきます。

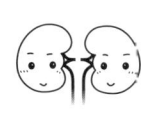

本来、通り抜けるべきではないたんぱく質が糸球体を通り抜けてしまうこと、このこと自体が糸球体にとっての負担となります。すなわち、腎機能を悪化させる要因になると考えられてきました。

たんぱく質が糸球体を通過してしまう状態が続けば、病気の進行がそれだけ早まるとされ、運動は避けるべきとなったのです。

実際、慢性腎臓病の患者さんが入院して安静にしていると、尿中に出るたんぱく質は減ります。

それが安静による効果と見なされてきたのです。

しかし、そんな患者さんが退院したのち、普通に生活をしているだけでも、また入院前と同じように尿にたんぱく質は出るようになります。

つまり、安静にしたから腎機能がよくなったわけではないのです。

こうしたパターンの患者さんを多く診てきて、腎機能が低下しつつある状態の患者さんにとって、安静にすることが本当に腎臓の保護につながるのだろうかと、私は疑問を抱くようになりました。

1日ベッドにいるだけで2歳老化する

私がそんな疑問を抱くようになった背景には、日々、患者さんを診ているうちに安静がもたらす害を実感するようになったからです。

1990年、当時34歳だった私は、岩手県立宮古病院で内科医長を務めていました。当時の宮古病院では、入院患者さんの多くが高齢者でした。入院の原因の多くは肺炎や心不全などで、治療によって回復したにもかかわらず、ベッドから起き上がれなくなってしまう患者さんが多かったのです。

治療のため、安静にして休んでいる間に、筋力が低下したことが原因でした。

一般的に筋肉量は、20代後半から30代はじめにピークに達したのち、1年経過するごとに1％ずつ減っていきます。

しかし、体を動かさずに安静にしていると、早いスピードで筋肉が落ちていきます。まる1日ベッドで安静にしていると、たった1日のうちに、2％の筋肉量が低下してしまうことがわかっています。

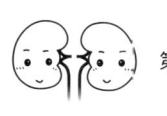

つまり、たった1日で2歳老化したのと同じことが起こるのです。

１９８０年代辺りまでは、腎臓病に限らず、多くの疾患の治療において安静が重要と考えられてきました。

例えば、心筋梗塞《しんきんこうそく》（心臓の血管が詰まって起こる病気）を起こした患者さんは、心筋の一部が壊死《えし》し、それが瘢痕《はんこん》（ケロイド）化します。その部位が安定するまでは無理なこと（運動など）をすると心臓が破裂するとされ、長年、安静が推奨されてきました。

しかし、医療や医学研究の進展によって、そうした安静への志向に疑問が持たれるようになっていきました。

特に手術後に安静を保つことに疑問が持たれ始め、むしろ「安静は有害」という考え方が次第に広がり始めます。

変化はまずアメリカから起こりました。入院期間の短縮化が進み始めます。

早期離床の研究が進み、患者さんがベッドから離れる期日や入院期間がだんだん短くなっていきました。

「じっとしていると、その分だけ体力が低下して寿命が縮まる」として、手術を受けたらできるだけ早くベッドから起き上がり、早くリハビリを始めることが回復を助けると考えられるようになってきたのです。

アメリカに追随するように、日本でも、手術後の入院期間の短縮などが遅ればせながら進み始めます。

しかし、慢性疾患の患者さんや高齢者の健康管理については、安静や運動不足が体に大きな害をもたらすという考え方は、まだまだ広まっていませんでした。

慢性腎臓病だけに限りませんが、病気をよくするためには安静がよいという考えは、近年まで根強く残っていたのです。

繰り返しになりますが、入院した原因である病気がよくなっても、安静にし過ぎた影響で歩けなくなってしまう患者さんを、私は多く診てきました。

このような臨床の経験が、のちに腎臓リハビリを構想するための一つの契機となったのです。

腎不全のラットの研究で意外な結果が出た

安静第一から運動推奨へ、この転換を引き起こす研究の発端となったのは、あるラッ

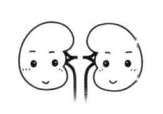

トの実験でした。

1995年のことです。私は、東北大学病院のリハビリテーション科（内部障害学分野・内部障害リハビリテーション科）に移籍し、そこで新たな研究に取りかかりました。

リハビリテーション（リハビリ）は、私が強い関心を抱いていた分野です。内科疾患で苦しんでいる患者さんに、リハビリの側面から何かサポートできるのではないかと考えていました。

リハビリといえば、それまでは整形外科的な疾患でひざや腰などを痛めた人や、脳血管疾患の後遺症で足などがマヒした人が、損なわれた機能を回復するために行うものに限られていました。

しかし、この頃、新たなリハビリの研究が多方面から進められるようになってきました。私自身も、心臓疾患の患者さんに向けたリハビリの研究を手がけることになりました。

そんな研究の流れの中で、私が始めた研究の一つが、末期腎不全のラットを使った実験でした。

腎機能が低下したラットに運動をさせると、尿にたんぱく質が混じります。そこで、実験目的の薬をラットに投与します。すると、薬の効果により、尿たんぱくが抑制され、腎機能が改善すると想定していました。

そのラットと比較するため、薬を使わずにラットに運動だけさせた群も用意しました。

この時点では、私自身もまだ、慢性腎臓病は安静第一という医学常識を疑ってはいませんでした。

ですから、当然、薬を使ったラットは腎機能が改善し、運動しかしていないラットの腎機能は改善しないと予想していました。

ところが、実験をしてみると、意外な結果が出ました。

薬を使った群と、薬を使わずに運動だけさせた対照群とで、まったく同じ効果が出たのです。つまり、運動させただけで、薬を使ったのと同じくらい腎機能が改善したのです。

そこで、さらに「薬＋運動」をラットにさせてみると、もっとよい腎機能の改善データが示されました。薬を飲んで、運動をさせると、より腎機能が改善できたのです。

常識とされている腎臓病の安静第一は、本当に正しいのか。

それまでの臨床経験から、安静という治療法に対する疑問も感じていましたし、この研究がきっかけとなって、根本的な問いが生まれたといってもよいかもしれません。

その後、私は長年にわたって、この問いを探求していくことになります。

世界的にも腎臓病の運動推奨を明記した文献はない

このような問いが生まれたからといって、すぐに答えが見つかり、道が開けたわけではありません。

慢性腎臓病の患者さんに対して運動療法を行った研究を探してみましたが、世界中の文献を当たっても、ほとんど見つかりませんでした。慢性腎臓病にとって、運動は禁忌が常識でしたから、常識破りの研究など見つからなくて当たり前です。

慢性腎臓病の患者さんはリハビリの対象ではないのですから、「腎臓リハビリテーション」といった言葉自体も存在しませんでした。

それでも、世界中の文献に根気よく当たってみたところ、唯一見つかったのが、アメリカでの報告でした。

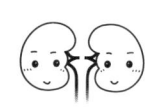

1988年に報告されたもので、ペインターさんという看護師によるものでした。医師による研究論文ではなく、看護師による症例報告です。それによると、人工透析の患者さんに健康管理のうえで運動をしてもらったところ、患者さんの運動能力がアップしたというのです。

運動によって腎機能がよくなるという視点からのものではありません。

この報告により、「人工透析を受けている患者さんに運動させている施設がある」ということを、私は初めて知りました。

ただ残念ながら、この報告は注目を集めず、人工透析を受ける患者さんの運動療法に対する関心は、広がってはいませんでした。

その後、1992年頃から、ギリシアやオーストラリアなどで、人工透析を受ける患者さんに運動をさせる事例がポツポツと出始めます。

しかし、それらも慢性腎臓病の患者さんは安静第一という常識を覆すものとはなっていませんでした。

シカゴでの講演で国際的な評価を得る

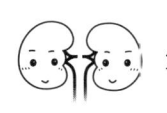

1995年以降、私たちは腎臓の悪いラットに対する運動療法の効果を確かめる研究を続けていきました。

ラットの実験は、さまざまなパターンを行いました。一つのパターンだけでは、説得力が充分ではないためです。

特に私たちが扱っているテーマでは、「安静が第一」という堅固な常識に挑戦することになり、そのためには入念な準備が必要でした。

ここで余談になりますが、それまでラットの運動療法といえば、プールでラットを泳がせるものでした。

ラットはおぼれたくないので、プール内で必死で泳ぎます。ラットにとって水泳というのは日常的ではない運動です。水泳による運動負荷で生じるマイナス面（溺死リスクやストレスなど）が懸念されるため、私たちはラット用のトレッドミル（ランニングマシン）を用いました。

ウサギ用のトレッドミルを半分に仕切ると、ラット用に使えます。そこでラットを走らせて、運動と腎機能との関係性を調べました。

トレッドミルであれば運動負荷を変えられるため、どの程度の運動強度がどれくらいの効果をもたらすのか、詳細な研究が可能になったのです。

ラットの実験でも、人と同様、運動するとその後の尿にたんぱく質が出ます。しかし、これはあくまでも一時的な現象に過ぎません。

継続して運動をすると、腎臓（糸球体）に害となるものではなく、むしろ腎臓を保護する働きをするということを、私たちは多くの実験を通じて確かめていくことになります。

2000年、私はアメリカ・シカゴの国際高血圧学会学術集会に招かれて、「高血圧から腎不全となったラットに対して運動療法が及ぼす影響」についての講演を行いました。

一般的に言って、効く薬は量を増やすと、その分だけ効果も高まります。

慢性腎臓病ラットの運動療法の実験でも、ラットの運動時間を増やすと、それだけよい効果が生まれることがわかりました。

つまり、私たちの実験は、運動が薬のように腎機能に対して効果をもたらす可能性があるということを示したのです。

この講演（翌年に論文を発表）は非常に高く評価され、国際的に私たちの運動療法に関する研究が広まっていく端緒となりました。

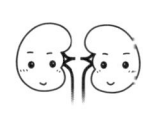

寝たきりだった男性がリハビリでスタスタ歩いた！

ラットによる研究の精度が高まってくると、次は人による臨床研究が課題となります。

しかし、この段階では、倫理的な問題をクリアできないため、慢性腎臓病の患者さんに対する臨床研究は進めることはできません。

そんななか、透析患者さんから求められて運動療法を行った事例があります。

２００１年、腎不全と心不全により透析治療を受けていた62歳の男性に運動療法を行っていただきました。

男性は、心不全はなんとか治まったものの、身体機能が大きく低下していました。立ちくらみや倦怠感、動悸、息切れ、頭痛などの症状を併発し、すぐに疲れてしまうため、ほとんど寝たきりです。

「このままではつらくて仕方ない。なんとかしてほしい」という直訴がご本人からあり、私が治療の責任を引き受け、運動療法を取り入れたリハビリに取り組むことになったのです。

入院して2ヵ月の運動療法を行ったところ、大きな成果が上がりました。入院したときには起き上がることもしんどかった男性が、退院時には立ってスタスタ歩けるようになったのです。悩まされていた多くの自覚症状も消失しました。

「体が動かせるようになり、生きる希望が湧いてきました。先生のお陰で、人生が本当に変わりました」

そんな風にお礼を言われるほど、男性は元気になったのです。

運動療法によって、患者さんのＱＯＬ（生活の質）が劇的に向上しました。

その後、透析患者さんに対して、運動療法をしてもらう研究もあちこちで始まりました。

しかし、「慢性腎臓病には安静第一」というこれまでの常識の壁は高く、実際に患者さんたちに運動療法を推奨できるようになるまでには、まだまだ多くの時間が必要でした。

日本リハビリテーション医学会や日本腎臓学会など、既存の多くの学会からは、私たちの研究は異端視されていたのです。

私のこうした活動を見て、友人だと思っていた医師や研究者が何人も離れていったほどです。

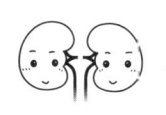

まさに天動説が信じられていた世界で、地動説を唱えているようなものでした。それくらい常識の壁は高かったのです。

安静は喫煙と同等に有害という大きな波

そうした状況を変えるために、私は一大決心をしました。

2011年、私が理事長となり、新しく「日本腎臓リハビリテーション学会」を仲間たちと設立したのです。

この頃になると、慢性腎臓病における運動療法の重要性が、確かなエビデンスとして出てきました。

世界的にも、生活習慣病などの治療アプローチにおいて、運動療法を積極的に行っていこうという潮流になってきたのです。

2012年、世界的に最も権威ある医学雑誌の一つである『ランセット』に、「運動不足は世界的な伝染病である」という論文が掲載されます。

この論文は、文明が生んだ快適な暮らしと、それに伴って生じる運動不足が、今や世界中に伝染病のように広がっていると述べています。

この論文について、以下に簡単に説明していきましょう。

2012年の段階で、運動不足に陥っている人は、世界中の成人の3人に1人です。この運動不足が有力な原因となり、肥満やがん、糖尿病、脂質異常症、うつ病、認知症などの多くの疾患が引き起こされています。

世界では1年間に喫煙が原因で510万人が亡くなります。しかし、運動不足はそれを上回り、530万人が亡くなっているのです。運動不足は喫煙以上に危険と言えるでしょう。

高齢者にとっても、運動不足は極めて有害です。

高齢者が運動不足になると、サルコペニア（加齢などにより身体機能が低下した状態）やフレイル（心身の虚弱した状態）に陥りやすくなります。

それは介護が必要な寝たきりにもつながり、認知症を発症するリスクも高まるのです。

この論文での運動不足を、安静と置き換えてもいいでしょう。

この論文によって、運動不足や安静の危険性が広く知られるようになっていきます。

高血圧や糖尿病、脂質異常症といった生活習慣病に対して、運動療法が有効であることは既に多くのデータが示していました。

しかし、高血圧や糖尿病の持病があり、運動療法を行っていた患者さんであっても、腎機能が悪化した場合には、医師からは運動のストップを指示されます。

ここで運動をやめて安静を保つ生活に入ると、当然ながら筋肉量が減るのはもちろんですが、心肺機能も低下します。身体機能が全般的に落ちていくのです。

さらに、高血圧や糖尿病そのものが悪化していきます。それは腎機能の悪化要因となります。安静にしているがゆえに、持病は悪化し、さらに腎機能も悪化していく負のスパイラルに陥るのです。

疲労感に悩まされることが多い人工透析の患者さんは、運動不足から身体機能の低下がいよいよ進み、その多くがフレイルになるという深刻な問題もありました。

慢性腎臓病の人の運動不足を放置していれば、苦しむ人が増えることには間違いがありません。

私たちは、日本腎臓リハビリ学会を砦《とりで》として、慢性腎臓病に対する運動療法の有効性を訴えていく活動に入りました。

学会を作った当初には、「そんな学会、どうせすぐに潰れる」と陰口を叩く人もいましたが、成果を上げれば信用は付いてくるものです。

日本腎臓リハビリ学会は学会員80名からスタートし、現在は3000人を超えています。学会は大きく発展していったのです。

国からも腎臓リハビリが認められ保険適用に

私たちの活動が実を結び、2016年には糖尿病腎症に対する運動療法の診療報酬が国から認可されました。ステージG4～G5まで進んだ糖尿病腎症の患者さんに対して、運動療法が健康保険を適用されるまでになったのです。

つまり、安静第一でじっと寝ているよりも、適切な運動を行うことが慢性腎臓病の改善のためにも役立つことが公的に認められたのです。

18年には、運動療法による保険適用が、糖尿病腎症のステージG3b（腎機能値が45未満）の患者さんまで拡充されました。

22年には、糖尿病の有無にかかわらず、人工透析を受けている患者さんに対する運動療法の診療報酬も認可されました。人工透析の患者さんも、保険で運動療法を受けられるようになったのです。

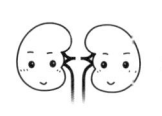

このように、運動療法としての腎臓リハビリに保険が適用されることは、世界でも初めてのことです。

また、腎臓リハビリの指導を行える「腎臓リハビリテーション指導士」の制度も確立されました。腎臓リハビリ指導士の資格試験も行われるようになったのです。

24年6月のデータでは、全国で738名の腎臓リハビリ指導士が活動しています。

時間的には前後しますが、18年には『腎臓リハビリテーションガイドライン』（南江堂刊）が刊行されます。この本の英訳版も出版され、これまで延べ3万人以上の人が読んでいます。

20年には、世界での腎臓リハビリの普及を目標に、私たちが「国際腎臓リハビリテーション学会」を設立し、私が理事長を務めています。

このようにして、国内外で、慢性腎臓病における運動療法の位置付けについて、コペルニクス的転回が進みました。

19年に、NHKの人気番組であった『ガッテン！』に私が出演し、慢性腎臓病の運動療法について解説しました。このことも、腎臓リハビリを世間的に幅広く知ってもらう、いいきっかけとなりました。

腎臓リハビリは、今や、慢性腎臓病における世界最先端の研究分野となっています。
ここで、腎臓リハビリの歩みを、時系列に沿って、簡単にまとめておきましょう。

・腎臓リハビリテーションの歩み

１９９５年　最初の腎不全ラットの運動療法実験
２０００年　アメリカ・シカゴの国際高血圧学会学術集会で
　　　　　　「腎不全ラットの運動療法」の講演
２０１１年　日本腎臓リハビリテーション学会設立
２０１６年　糖尿病腎症に対する運動療法の保険適用が認可
２０１８年　糖尿病腎症に対する保険適用が拡充
　　　　　　腎臓リハビリテーション指導士制度設立
　　　　　　『腎臓リハビリテーションガイドライン』刊行
２０１９年　第１回腎臓リハビリテーション指導士試験
　　　　　　ＮＨＫ『ガッテン！』に出演
２０２０年　国際腎臓リハビリテーション学会設立
２０２２年　人工透析患者に対する運動療法の保険適用認可

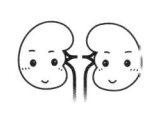

運動を始めて2〜3ヵ月で改善効果が出る

かつては、慢性腎臓病に対する運動療法の論文は、世界中を探し回っても1本も見つかりませんでした。

しかし現在では、慢性腎臓病に対する運動療法（腎臓リハビリテーション）がもたらす効果についての研究成果が、世界各国から続々と報告されています。

いくつかの代表的な研究データを紹介しましょう。

一つめは、イギリスの研究です。

対象となったのは、ステージG3〜G4の慢性腎臓病の患者さん18名。

通常の治療のみを行ったグループ（10人）と、通常の治療に加えて、筋トレと有酸素トレーニング（週3日）の運動を行ってもらったグループ（8人）とで、1年間にわたって腎機能がどのように変化するのかを調査しました。

1年後、通常の治療グループは腎機能値が下がり続けましたが、一方の運動グループは血清クレアチニン値が下がり、eGFR値が有意に改善しました。

運動を始める前の1年間の腎機能値（eGFR値）の低下の度合いと、運動を始めてからの1年間の低下の度合いを比較すると、運動を始めてからのほうが明らかに低下の度合いがゆるやかになりました。

ステージG3〜G4の人たちの場合、腎機能は次第に悪化し、人工透析をせざるを得ない状態へとジリジリと近づいていきます。

この研究は、運動療法が腎機能の低下を抑制し、人工透析の開始時期を遅らせる可能性があることを示唆しています。

もう一つ、ブラジルの研究を紹介しましょう。

肥満気味で慢性腎臓病で運動習慣のないステージG4の患者さん27名が対象です。

有酸素運動（エアロバイクによる自転車こぎ運動1回30分を週3回）を行ったグループと、運動を行わないグループに分け、12週にわたって運動療法を続けてもらいました。12週間後の腎機能値と内臓脂肪量を比較しました。

12週間後、運動をしなかったグループは、腎機能値が悪化していました。

一方、有酸素運動を行ったグループは、内臓脂肪量が有意に減少し、腎機能もeGFRの値が平均3・6㎖／分だけ増加していました。

糖尿病の合併の有無に関係なく、運動を始めると、2〜3ヵ月経った頃から、腎機能の改善効果が現われることを多数の研究が示しています。

ステージG4の慢性腎臓病の人が、G3に腎機能が改善するといったケースも多く見られています。

また、運動を続けることで、腎機能の改善以外にも効果が出ます。

高血圧や糖尿病、肥満などの生活習慣病の予防にも効果があるなど、多方面から、腎臓リハビリの効果が証明されつつあります。

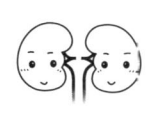

慢性腎臓病をよくするために運動は必須

運動により、死亡リスクが大きく下がるという報告もあります。

例えば、アメリカで行われた、慢性腎臓病で人工透析を行うようになった患者さん2837名を対象とした研究です。

運動習慣のある人と、運動習慣のない人とで比べると、運動習慣のない人よりも運動習慣のある人のほうが、明らかに死亡リスクが下がったというデータが報告されています。

また、台湾の慢性腎臓病の患者さん（G3〜G5）6363名を対象とした調査研究でも、貴重なデータが紹介されています。

この研究によると、運動療法としてウォーキングをすることによって、10年間の全死亡リスクが33％も減ることがわかりました。

また、人工透析への移行率も22％低下していました。

週当たりの運動の実行回数が多いほど、いい結果が得られることもわかっています。

さらに、2022年に発表されたメタアナリシス（これまでの研究をまとめ、総合的に解析する統計手法）の論文にも触れておきましょう。

この最新論文によると、継続して行う有酸素運動は、腎機能値や血清クレアチニン値だけでなく、尿たんぱくやBUN（血中尿素窒素）をも効果的に改善できると報告されています。

このようにたくさんのエビデンスが積み上げられてきたことによって、運動は例外的な場合を除いては、慢性腎臓病をよくするために欠かせないものとなりつつあります。

慢性腎臓病の新しい常識として定着してきたといってよいでしょう。

腎臓リハビリがもたらす15の効果

腎臓リハビリを継続すると、慢性腎臓病の患者さんの衰えていた体力が回復し、腎機能が改善されます。

この場合の体力とは、「生きていくうえで心身にかかる負荷に耐えられる能力」と捉えることができるでしょう。別の言葉で言えば、「運動耐容能」です。

この運動耐容能の指標となるのが、「最高酸素摂取量」です。これは、1分間に体重1kg当たりで取り込むことができる酸素の量（mℓ／kg／分）を示し、それが、すなわち体力の指標ともなります。

人工透析を行っている患者さんを、「運動療法を行うグループ」と、「運動療法を行わないグループ」に分け、3～10ヵ月追跡した研究があります。

この研究では、運動を行わないグループは、最高酸素摂取量が1・7％減少していました。これに対して、運動を行うグループでは、25％も増えたと報告されています。

運動することで、これだけ体力が回復したことになります。

実際に人工透析を受ける患者さんにもたらされた運動療法による効果は、「心肺機能が高まった」「睡眠の質がよくなった」など、実にさまざまです。

人工透析を受ける患者さんに限らず、慢性腎臓病の患者さん、あるいは健常者にとっても、運動は多くの健康効果をもたらします。

運動によってもたらされる代表的な15の効果を、以下にリストアップしてみます。

・腎臓リハビリがもたらす15の効果

①筋力が増える
②心肺機能が高まる
③酸素摂取量が増える
④低栄養状態が改善する
⑤睡眠の質がよくなる
⑥QOL（生活の質）が改善する
⑦ADL（日常生活動作）が改善する
⑧死亡率が低下する
⑨不安・うつが改善する

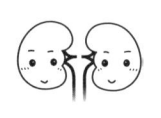

⑩貧血が改善する
⑪血圧値や血糖値が改善する
⑫動脈硬化が改善する
⑬心筋梗塞・心不全を防止できる
⑭前腕静脈のサイズが広がる（透析がスムーズになる）
⑮透析の効率がよくなる

これら多くの効能が認められたからこそ、慢性腎臓病の患者さんや、人工透析を受ける患者さんに対する運動療法の保険適用も行われるようになったのです。

また、慢性腎臓病でなくても、腎機能が衰え始めた慢性腎臓病予備群の人にとっても、運動はぜひお勧めしたいものです。

運動を続けることで腎機能を低下させず、今の状態をできるだけキープできるなら、それがすなわち慢性腎臓病の予防に直結するからです。

ぜひ運動を始めて、腎機能の維持に努めていきましょう。

第2章

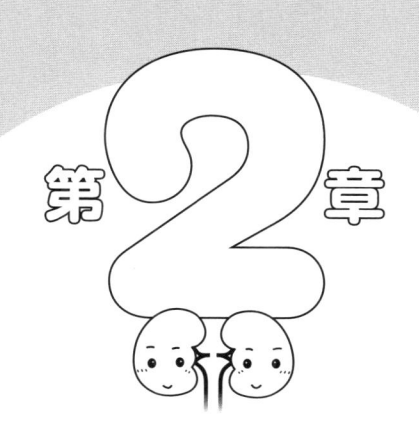

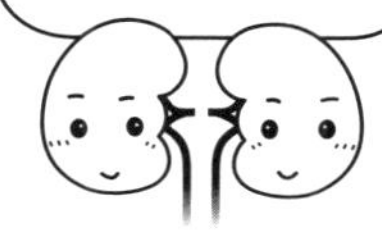

慢性腎臓病とはどんな病気か

70代の3人に1人、80代以上の2人に1人が腎臓病

現在、日本の20歳以上の慢性腎臓病（ＣＫＤ）の推定患者数は、なんと１４８０万人です。

人口比で、日本の成人の実に7人に1人がこの病気で悩んでいる計算になります。

ＣＫＤは、慢性腎臓病の略称で、chronic kidney disease の頭文字を取ったもの。慢性に経過するすべての腎臓病を指します。

２００５年には、20歳以上の慢性腎臓病の推定患者数は１３３０万人と言われていました。２０１５年にその数字が改められ、新たに推定患者数が急増したのです。たった10年で１３３０万人から１４８０万人へと、推定患者数が１５０万人も増えた理由はなんでしょうか。

それは、日本で進行する超高齢化の影響です。

病気でなくても、加齢により腎臓の機能は自然に低下します。腎機能の低下は、加齢に伴う自然現象とも言えるのです。

このため、高齢者が増えれば、慢性腎臓病の患者さんも増えていきます。ある統計

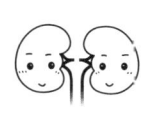

では、70歳代の3人に1人、80歳代以上の2人に1人が慢性腎臓病になっています。

つまり、慢性腎臓病は国民病であり、私たちの誰もがかかる恐れのある病気なのです。

慢性腎臓病が恐れられる3つの理由

慢性腎臓病が恐れられるのには、以下の3つの理由があります。

① 腎臓は沈黙の臓器。気づかないうちに悪化する

② 高血圧や糖尿病などの生活習慣病があると腎臓も悪くなる

③ 心筋梗塞などの心血管疾患を招き、死亡リスクが高まる

腎臓は、「沈黙の臓器」と言われます。多少、腎機能が落ちてきても、初期段階では自覚症状がほとんど現れないからです。

そのため、気づかないうちに、症状が進行してしまう可能性が高いのです。

この特徴が、患者数を増やす原因にもなっています。

気づかれにくいからこそ、定期健診などで腎臓に関わる数値もきちんとチェックしておきましょう。

第二に、高血圧や糖尿病といった生活習慣病との密接な関連性です。

高血圧や糖尿病があると、腎臓もいっしょに悪くなるのです。

高血圧や高血糖は、腎臓でろ過を行っている糸球体の毛細血管を痛めつけ、腎機能の低下を引き起こすからです。

一方、腎機能が低下すると、それに応ずるように、高血圧や糖尿病も悪化します。

このように互いの足を引っ張り合う悪循環が起こります。

糖尿病が悪化した結果、その合併症として生じる糖尿病腎症は、20年以上にわたって、人工透析に至る原因の第1位を占めています。

慢性腎臓病と診断され、腎機能が低下していることがわかったら、その原因疾患とされる糖尿病や高血圧のコントロールをしっかり行うことが必要です。

また、予防のうえでは、まだ腎機能に問題は生じていないものの、血圧や血糖値が高めの人は、腎機能が悪化しないうちに、運動や食事などのセルフケアなどで症状をできるだけ改善させておくことが大事です。

第三が、心血管疾患との密接な関連性です。腎機能が低下すると、心血管疾患が起こりやすくなります。「心腎連関」と言って、腎臓の状態が心機能にも大きく影響を与えるのです。

アメリカの研究では、慢性腎臓病の患者さんが心血管疾患を発症する確率は、健康な人に比べて３・４倍にもなるとされています。

腎臓の機能が低下し、糖尿病や高血圧を併発するようになると、体内に活性酸素が増えます。活性酸素は、増え過ぎると動脈を傷つけ、動脈硬化を進行させるだけではなく、心臓にも大きな負担となります。

心筋梗塞や脳卒中などの心血管疾患も起こりやすくなるのです。

実際に慢性腎臓病になると、人工透析に至る前に、心血管疾患で亡くなる人のほうが実は多いということもわかっています。

言い換えれば、腎機能は私たちの寿命に深く関わっているのです。腎機能が急激に落ちることにより、私たちの寿命はつきます。

高血圧や糖尿病を併発していれば、腎機能の低下とともに、それらの病気も悪化していきますし、心血管疾患のリスクも高まるのです。

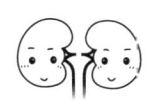

こうして健康寿命が大きく損なわれることになります。

腎臓病の治療は急速に進化している

健康に長生きするためには、慢性腎臓病は警戒すべき病気です。

幸いなことに、慢性腎臓病への治療は急速に進化しています。「はじめに」でも述べましたが、慢性腎臓病は早期に発見し、治療を進めれば、もう不治の病ではないのです。

運動療法もその大きな進化の一つですが、ほかにも進展が見られます。

その一つが、人工透析を開始する時期の変化です。

例えば、1983年の人工透析の開始年齢の平均は52歳でした。それが、2021年には、平均71歳になっています。

この40年で、20歳近く開始年齢が遅くなりました。腎臓の治療が効果を上げるようになり、人工透析の開始時期を遅らせることが可能になったのです。

また、人工透析を受ける患者さんの平均年齢も、後退しています。

やはり1983年、患者さんの平均年齢は48歳でした。それが、2022年には、

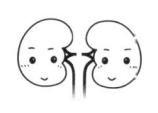

71・42歳です。

40年前に比べて、なんと23年も平均年齢が長くなりました。治療薬の進展があり、人工透析を受ける人の健康状態のコントロールができるようになったのです。40歳代で亡くなるような例は少なくなり、多くの人が長生きできるようになりました。

先の項目でお話しした通り、慢性腎臓病は生活習慣病と密接につながっています。持病の生活習慣病が悪化すれば、腎機能にも悪影響が及びます。

高血圧、糖尿病、脂質異常症という生活習慣病の治療のために有効な薬が生まれ、使われるようになりました。投薬治療によって、生活習慣病が改善する人が増えたのです。

その結果、腎臓の状態にもいい影響を及ぼすようになりました。

注目すべき2つの新薬の効果

最近では、生活習慣病の治療薬だけではなく、腎臓病自体に働きかける薬が出てきました。

ここで、代表的な新薬を2つ紹介しておきましょう。

①SGLT2《エスジーエルティツー》阻害薬

②HIF《ヒフ》-PH《ピーエイチ》阻害薬

一つめのSGLT2阻害薬は、もともと糖尿病の治療薬です。それが、慢性腎臓病にも効果があることがわかり、保険適用されるようになりました。

SGLT2という物質は、腎臓の尿細管という場所で、体に必要なブドウ糖やナトリウムを再吸収する働きをしています。

SGLT2阻害薬は、この再吸収を阻害します。これによって、余分なブドウ糖が再吸収されずに尿として排出されるため、血糖値を下げるのです。

この尿細管でブドウ糖が再吸収される際、酸素を消費します。このため、再吸収量が増えると、酸素をたくさん使ってしまい、腎臓が低酸素状態に陥ります。

そして、低酸素状態に陥った腎臓の組織が繊維化していくのです。繊維化が進むと、腎機能が低下し、腎不全が起こりやすくなります。

この阻害薬によって再吸収を抑制すると、腎臓の低酸素状態が回避されるため、繊維化による腎機能の悪化を防ぐとされています。

ＳＧＬＴ２阻害薬は飲み薬です。慢性腎臓病の初期段階から、これを服用することで人工透析を回避したり、透析の開始時期を遅らせたりすることが期待できます。

ＨＩＦ－ＰＨ阻害薬は、慢性腎臓病が原因で起こる貧血を改善する薬で、こちらも保険適用になっています。

腎臓では、赤血球の産生を促す「エリスロポエチン」というホルモンが作られています。

慢性腎臓病によって腎機能が低下すると、エリスロポエチンの産生が不足し、必要な赤血球が作られないため貧血になります。こうした貧血を「腎性貧血」といいます。

ＨＩＦ－ＰＨ阻害薬は、腎臓のエリスロポエチンを作る機能を改善させ、赤血球の不足や貧血を改善する効果をもたらします。

腎性貧血が起こると、動悸や息切れ、立ちくらみ、疲労感といった貧血の症状が起こってきますが、ＨＩＦ－ＰＨ阻害薬はこれらの症状の改善にも役立つのです。

ＨＩＦ－ＰＨ阻害薬も飲み薬であるため使いやすく、さまざまな貧血症状に悩む患者さんの助けとなっています。慢性腎臓病による貧血の症状にお困りの人は、ぜひ担当医師に問い合わせてみるといいでしょう。

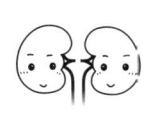

慢性腎臓病や合併症の治療で用いられる主な薬

病名・症状	薬の種類	薬の働き
高血圧	カルシウム拮抗薬	血管を拡張して血圧を下げる
	ACE阻害薬、ARB	血圧を上げる物質の働きを抑える
糖尿病	DPP-4阻害薬	インスリンの分泌を高める ホルモンの働きを促す
	GLP-1アナログ	すい臓でのインスリン分泌を促す
	スルホニル尿素薬	すい臓でのインスリン分泌を促す
	速効型インスリン 分泌促進薬(グリニド薬)	すい臓でのインスリン分泌を より速やかに促す
	SGLT2阻害薬	腎臓でのブドウ糖の再吸収を抑える
	α-グルコシダーゼ阻害薬	ブドウ糖の吸収を遅らせ、 食後の血糖値を抑える
	ビグアナイド	肝臓で糖を作る働きを抑える
	チアゾリジン	筋肉や肝臓でのインスリンの 働きをよくする
	インスリン製剤	不足するインスリンを補う
貧血	赤血球造血 刺激因子製剤(ESA)	造血ホルモンを補い 赤血球を増やす
高カリウム血症	陽イオン交換樹脂製剤	カリウムイオンを排出し、 血液中のカリウムを減らす
	利尿薬	水分とともにカリウムを排出する
高リン血症	リン吸着薬	リンの吸収を抑える
脂質異常症	スタチン	肝臓でのコレステロール合成を抑える
	PCSK9阻害薬	LDLコレステロールを肝臓に 取り込みコレステロール値を下げる
高尿酸血症	尿酸生成阻害薬	尿酸の生成を抑える
	尿酸排泄促進薬	尿酸の排出を促す
腎炎・ネフローゼ	副腎皮質ステロイド薬	炎症を鎮め、免疫の異常を抑える
	免疫抑制薬	免疫の異常を抑える
骨粗鬆症	活性型ビタミンD製剤	骨の生成を促す
むくみ、高血圧、 高カリウム血症など	利尿薬(ループ利尿薬、 カリウム保持性利尿薬など)	水分の排出を促し、むくみを抑える 高血圧や電解質異常を改善する
尿毒症	経口吸着炭素製剤	尿毒症の原因物質を吸着し、 排出を促す

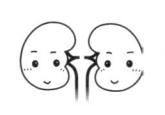

腎臓が弱ってきたら運動習慣は必要

慢性腎臓病の治療における、もう一つの大きな進化が、運動療法です。

腎臓リハビリの主要な構成要素である運動療法を習慣化することが、慢性腎臓病の予防や改善に役立ちます。

腎機能が基準値以下に低下しているが、人工透析には至っていない時期の患者さんを、「保存期慢性腎臓病患者」と言います。

保存期においては、現段階で残されている腎臓の機能をキープし、悪化をできる限り防ぐことが目標となります。

すなわち、人工透析に至らないようにする、もしくはその時期を遅らせることです。

そのために、運動が有効であることがわかっています。

安静第一にしていると、患者さんが運動不足からサルコペニアやフレイルに陥りがちでした。

サルコペニアも、フレイルも、慢性腎臓病の悪化要因です。その予防に運動が効果を発揮します。

また、低栄養状態を予防することもできます。運動の習慣化によって活動量が上がれば、当然ながらお腹も減ります。それが健康的な食生活を呼び込むのです。こうした人たちにとって運動は、以下の４つの意味を持ちます。

・保存期慢性腎臓病患者の運動の効能

①運動で腎機能は悪化せず、むしろ改善する
②人工透析への移行を防止するための治療法として必要
③運動が心血管疾患の予防に有効
④サルコペニアやフレイル、低栄養状態の予防に有効

また、人工透析を受けている患者さんにとっても、運動は重要です。これまでは、人工透析を続けているうちに足腰がどんどん弱り、サルコペニアやフレイルを発症し、ついには車イスに頼るという人がかなりいました。足腰が弱るのを防ぎ、人工透析の効率を上げるのに、運動が効果的であることを多くのデータが示しています。

高齢の患者さんが陥りやすい低栄養状態を予防するのにも、運動が役立ちます。

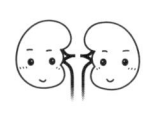

こうした人たちにとって運動は、以下の4つの意味を持ちます。

・**人工透析を受けている患者さんの運動の効能**

①運動で人工透析の効率が上がる。疲労も残らなくなる
②ADL（日常生活動作）の改善、降圧薬を減らし、心不全治療のためにも有効
③運動が心血管疾患の予防に有効
④サルコペニアやフレイル、低栄養状態の予防に有効

保存期の人や人工透析を受けている人は、心血管疾患に健常者よりもかかりやすいとされますが、心血管疾患の予防にも運動が有効であることがわかっています。

腎臓はどんな働きをしているのか

慢性腎臓病の治療法について詳しくお話しする前に、ここでは腎臓の基本的な働きについて確認しておきましょう。

腎臓は、腰の辺りに左右対称に存在する、そら豆型の臓器です。

大きさは握りこぶしくらい。重さは、120~160gです。

腎臓の最も重要な働きの一つが、尿を作ること。

腎臓には、心臓から送り出される血液の約5分の1が流れ込みます。この血液をろ過するのが、「ネフロン」という器官です。1個の腎臓には、ネフロンが100万個あり(2つの腎臓で200万個)、血液のろ過を行っています。

ネフロンは、「糸球体」と「尿細管《にょうさいかん》」から成ります。

体を巡ってきた血液は、1分間に約100mℓのペースで糸球体に流れ込んでいます。

糸球体は、網目の粗いザルのような組織です。血液を大まかにろ過し、不要なものがこし出され、残りが「原尿《げんにょう》」となります。

原尿には、まだ使えるものが残っています。そこで尿細管を通るとき、原尿から必要なもの(必要な水分、アミノ酸、糖分、ナトリウムなど)が再吸収されます。原尿のうち、99%は再吸収され、尿になるのは1%です。

原尿から再吸収されたものは、きれいになった血液と合流し体内へ戻ります。

一方、尿細管を通った原尿は、尿として排出されます。

こうして1日24時間で、150~180ℓ、ドラム缶1本分にも及ぶ原尿を尿細管が仕分けし、必要か不必要かの選別作業をしているのです。

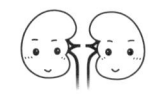

腎臓の構造

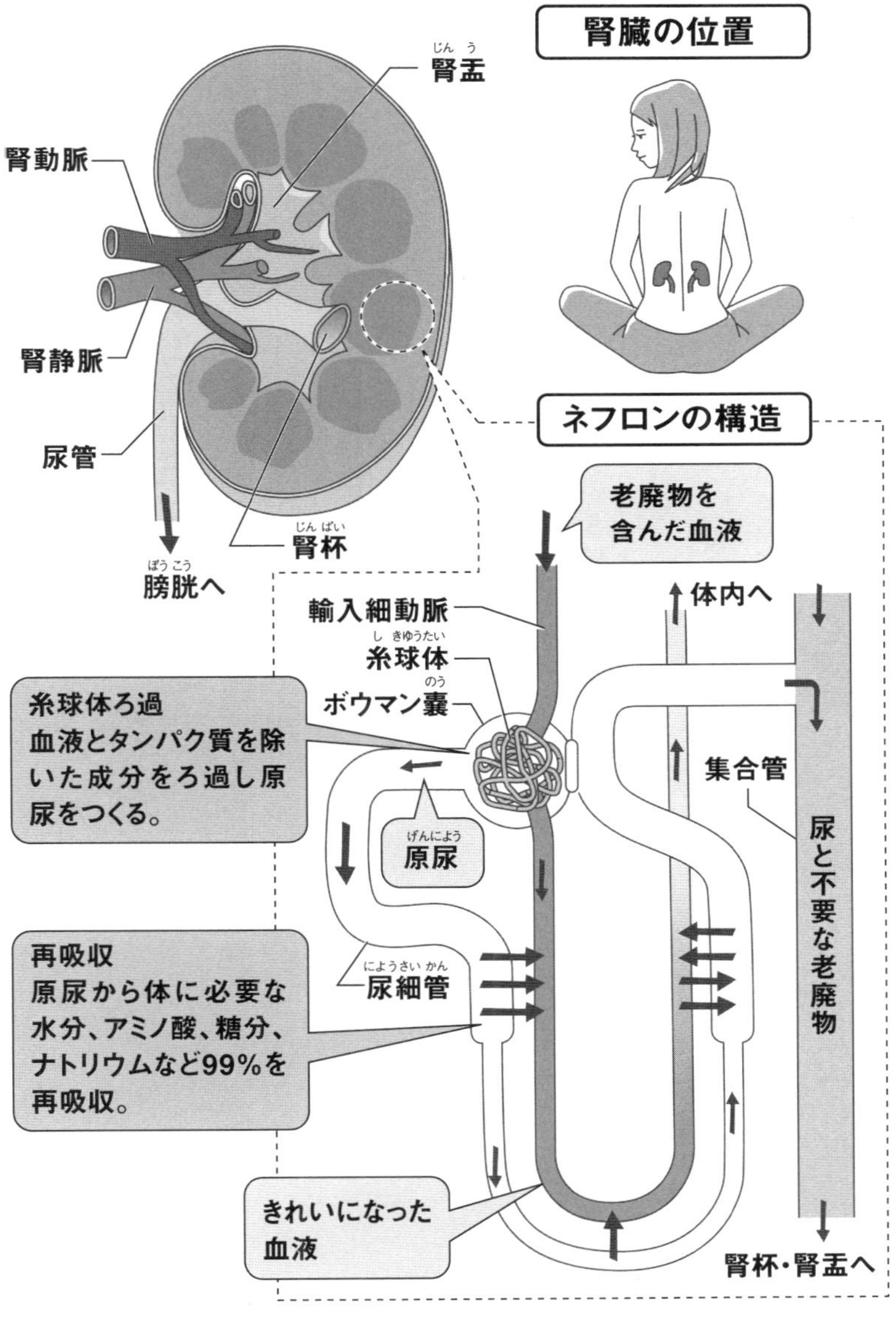
腎臓の位置
腎盂《じんう》
腎動脈
腎静脈
尿管
腎杯《じんぱい》
膀胱《ぼうこう》へ
ネフロンの構造
老廃物を
含んだ血液
輸入細動脈
糸球体《しきゅうたい》
ボウマン嚢《のう》
体内へ
集合管
尿と不要な老廃物
糸球体ろ過
血液とタンパク質を除いた成分をろ過し原尿をつくる。
原尿《げんにょう》
再吸収
原尿から体に必要な水分、アミノ酸、糖分、ナトリウムなど99%を再吸収。
尿細管《にょうさいかん》
きれいになった
血液
腎杯・腎盂へ

ほかにも、腎臓は次のような重要な働きをしています。

・尿を作る以外の腎臓の主な働き

①血圧をコントロールする
②血液を作る
③体液やイオンバランスを調整する
④骨を丈夫にする

腎臓は、塩分と水分の排出量を調整することで血圧をコントロールしています。また、腎臓で産生されるレニンという酵素には、血圧を上昇させるホルモン（アンジオテンシンⅡ）を調節し、血圧を適切にコントロールする働きもあります。

腎臓では、「エリスロポエチン」という造血ホルモンが作られます。このホルモンが骨髄に働きかけることで、赤血球が作られます。

また、体内の体液量やイオンバランスを調整したり、ミネラルを体内に取り込んだりする役割も担っています。

そして、骨を丈夫にするビタミンDを活性化します。

このように多くの働きをこなしている腎臓のネフロンの数は、不変ではありません。その数は加齢とともに、次第に減っていきます。

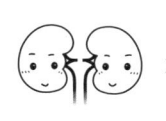

ネフロンの数は60～70代で20代の半分になる

60歳代、70歳代になると、ネフロンの数は20歳代の半分ほどになります。しかも、いったん減ってしまったネフロンは再生できません。

これこそが、加齢により腎機能が低下する理由です。

ろ過が充分にできなくなると、老廃物などの排出が進まなくなり、体内に不要物が溜まり、さまざまな弊害が生じます。

例えば、腎機能の低下によって、余計な塩分と水分の排出を充分にできなくなります。血液量が増加して、血圧が上昇するのです。

血圧が上がると腎臓の負担が増えて、ますます腎機能が低下するという悪循環も起こります。

血液の面では、エリスロポエチンが足りなくなって血液が作られず、貧血になります。

体液量がうまく調整できなくなり、体がむくむこともあります。

腎臓が悪くなって、ビタミンDが活性化されなくなると、骨が弱くなる恐れもあります。

腎機能が低下すると、こうしてさまざまな不具合が起こる可能性があります。その一方で、そもそも腎臓という臓器は、多少ネフロン数が減ったくらいでは腎機能の働きに悪影響が出ないよう作られています。

まずは疲弊したネフロンから順次使われていき、その疲弊したネフロンがついに機能しなくなっても、血液のろ過が問題なく行えるように、予備のネフロンがたくさん温存されています。補完の仕組みが作られているのです。

腎臓が多少悪くなっても自覚症状がなかなか出ないのは、腎臓のこうした構造によるものです。

腎臓が「沈黙の臓器」で、機能低下の初期段階ではほとんど自覚症状が現れないことがわかっているからこそ、みなさんには、毎年、健康診断を受けることをお勧めしたいのです。

健診データの「たんぱく」「クレアチニン」「eGFR」の欄などを継続してチェックし、腎臓に関係する数値がどのように変化しているのかを見守っていくことが予防的な観点からも重要です。

慢性腎臓病の診断基準とは？

慢性腎臓病の診断基準は、以下の2つになります。

・慢性腎臓病の診断基準

①尿異常、画像診断、血液検査、病理診断で腎障害の存在が明らか、特に0.15g／gCr以上の尿たんぱく（30mg／gCr以上のアルブミン尿）の存在が重要

②腎機能が低下し、糸球体ろ過量が60㎖／分／1.73㎡未満

この2つの条件のいずれか、もしくは両方が3カ月を超えて続く

これらを判断するために必要なのが、主に尿検査と血液検査のデータです。

尿検査では、尿にたんぱく質が出ていないか、血が混じっていないかを調べます。

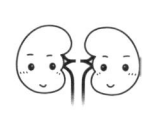

ただ、尿の状態は、尿を採取したときの時間帯や体調に左右されることがあります。激しい運動のあとや高い熱が出ているとき、あるいは女性であれば生理中は尿の状態が通常とは異なります。そうした条件のときには、検査を避けるべきでしょう。

腎臓に問題がある場合は、安静時にも異常が認められることが多いので、学校健診などでは朝いちばんのいわゆる早朝尿を検査します。

自治体や一般の健康診断でも尿検査は行われますので、きちんと健診を受けていれば、少なくとも1年に一度はチェックすることになるでしょう。

・尿潜血

尿中に血が混じっていないでしょうか。

腎機能が悪化すると、尿に血が混じることがあります。

陰性「−」、偽陽性「±」、陽性「+」で判定します。

腎臓や尿管、膀胱《ぼうこう》、尿道から出血があると、陽性「+」になります。

尿たんぱくや尿潜血の検査で陽性であると、「尿沈査（尿を遠心分離機にかけて調べる検査）」で成分をより詳しく調べます。

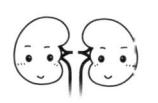

・尿たんぱく

健康診断の検査結果で、尿たんぱくの項目はマイナス「－」になっているでしょうか。

腎臓の糸球体は、本来、たんぱく質などの大きな分子は通しません。しかし、糸球体のろ過機能が落ちると、たんぱく質が尿中に漏れ出てきます。

尿中にたんぱく質が検出されない状態が、陰性＝「－」で、これが正常です。偽陽性が「±」。ほぼ正常ですが、経過観察が勧められます。

そして、陽性が「＋」です。

含まれるたんぱく質の量が増えるにしたがって＋の数が増え、「＋（1＋）」、「＋＋（2＋）」といったように示されます。

検査結果が「＋」以上なら、日を変えて検査します。体調によって、腎機能に異常がなくとも、尿にたんぱく質や血が混じることがあるからです。

再検査でも結果が変わらず、3ヵ月以上、たんぱく質が認められると、慢性腎臓病が疑われることになります。

・微量アルブミン尿

糖尿病の人は、尿検査で特にチェックすべき数値があります。

一つが、「尿糖（尿に糖が出ているかどうかを試験紙で調べる検査）」。もう一つが、「微量アルブミン尿」です。

糖尿病ならば、尿たんぱくが「－」でも油断はできません。

というのも、糖尿病の場合には、一度、腎機能が低下し始めると、悪化スピードが速くなります。このため、尿たんぱくがプラスになるまで気づかずに放置していると、わかったときには、既にその時点で腎機能がかなり悪化しているケースがあります。人工透析まであと数年という段階であることも少なくないからです。

糸球体が傷んでくると、尿中にたんぱく質の一つであるアルブミンが漏れ出ます（これが微量アルブミン尿）。この値を医療機関でチェックすることで、糖尿病による腎機能の悪化を早期発見することができます。

また、1日（24時間）の尿を溜めて正確に尿たんぱく量を測定する「蓄尿検査」という方法もあります。

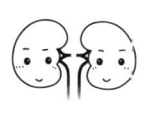

血液検査では血清クレアチニン値に注目

血液検査を受けたら、「血清クレアチニン値」にも注目してください。

クレアチニンは、筋肉を使うことで発生する老廃物の一つです。通常は、腎臓でろ過されて、ほとんどが尿中に排出されます。

しかし、腎機能が低下していると、尿中にろ過・排出されなくなり、血中にクレアチニンが溜まっていくことになります。

その血中に残っているクレアチニンの量が、「血清クレアチニン値」で、腎機能の低下の度合いを測る指標となっています。

・血清クレアチニン値の基準値
男性：0・65〜1・09mg／dℓ
女性：0・46〜0・82mg／dℓ

筋肉量に比例して血中のクレアチニンの量も増えるため、基準値も、男性のほうが高くなります。

基準値を超えている場合、慢性腎臓病が進行している可能性があります。

血清クレアチニン値がわかったら、「年齢」「性別」と合わせることで、70ページの早見表を使って腎機能の状態を推定することができます。

これが、ｅＧＦＲ（推算糸球体ろ過量）です。

ｅＧＦＲは、腎臓の中の糸球体が1分間にろ過している（推定の）血液量です。この値が小さくなるほど、腎機能が低下していることになります。

ｅＧＦＲの値で60が基準値です。

慢性腎臓病の一つの指標である尿たんぱくなどの腎障害がなくても、ｅＧＦＲの値で60未満の状態が３ヵ月以上続くと、慢性腎臓病と診断されます。

なお、尿検査や血液検査で、慢性腎臓病の疑いがあると、さらに詳細な検査が行われることがあります。

代表的なものとしては、腎生検と画像検査があります。

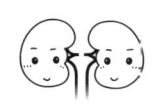

・腎生検

超音波でうつ伏せになった患者さんの腎臓の位置を確認し、鉛筆の芯ほどの太さの針を使って腎臓の組織の一部を取り、顕微鏡で評価する検査です。

血液や尿の検査だけでは、その原因を正しく診断することが難しいケースがあります。そのような場合、腎生検をすることで、腎機能低下を引き起こしている病気の正体をより精密に診断できます。

病気の原因が判明すれば、最適な治療法や予後などの見通しも予測できるようになります。

・画像検査

画像検査は、腎臓の大きさや形、合併症の有無を確認するために行われます。

超音波検査は、超音波を体に当て、反射してきた超音波を画像化して体の内部の様子を調べます。

ＣＴ検査は腎臓の全体像を把握できるほか、腎臓の大きさがわかります。また、超音波検査よりも小さいサイズの腎嚢胞《じんのうほう》を検出することが可能です。

腎嚢胞とは、腎臓にできる球状の袋のことで、中に液体を貯めています。多くの腎

	クレアチニン値																	
	2.3	2.4	2.5	2.6	2.7	2.8	2.9	3.0	3.1	3.2	3.3	3.4	3.5	3.6	3.7	3.8	3.9	4.0
	33.3	31.5	30.1	28.9	27.7	26.6	25.6	24.7	23.8	23.0	22.2	21.5	20.9	20.2	19.6	19.1	18.5	18.0
	31.0	29.6	28.3	27.1	26.0	25.0	24.0	23.2	22.3	21.6	20.9	20.2	19.6	19.0	18.4	17.9	17.4	16.9
	29.4	28.0	26.8	25.7	24.7	23.7	22.8	22.0	21.2	20.5	19.8	19.2	18.6	18.0	17.5	17.0	16.5	16.0
	28.1	26.8	25.7	24.6	23.6	22.7	21.8	21.0	20.3	19.6	18.9	18.3	17.8	17.2	16.7	16.2	15.8	15.3
	27.1	25.8	24.7	23.7	22.7	21.8	21.0	20.2	19.5	18.9	18.2	17.6	17.1	16.6	16.1	15.6	15.2	14.8
	26.2	25.0	23.9	22.9	21.9	21.1	20.3	19.6	18.9	18.2	17.6	17.1	16.5	16.0	15.5	15.1	14.7	14.3
	25.4	24.2	23.2	22.2	21.3	20.5	19.7	19.0	18.3	17.7	17.1	16.5	16.0	15.5	15.1	14.7	14.2	13.9
	24.7	23.6	22.5	21.6	20.7	19.9	19.2	18.5	17.8	17.2	16.6	16.1	15.6	15.1	14.7	14.3	13.9	13.5
	24.1	23.0	22.0	21.1	20.2	19.4	18.7	18.0	17.4	16.8	16.2	15.7	15.2	14.8	14.3	13.9	13.5	13.1
	23.5	22.5	21.5	20.6	19.8	19.0	18.3	17.6	17.0	16.4	15.9	15.3	14.9	14.4	14.0	13.6	13.2	12.8
	23.0	22.0	21.0	20.2	19.3	18.6	17.9	17.2	16.6	16.1	15.5	15.0	14.6	14.1	13.7	13.3	12.9	12.6
	22.6	21.6	20.6	19.8	19.0	18.2	17.5	16.9	16.3	15.7	15.2	14.7	14.3	13.8	13.4	13.0	12.7	12.3
	22.2	21.2	20.2	19.4	18.6	17.9	17.2	16.6	16.0	15.5	14.9	14.5	14.0	13.6	13.2	12.8	12.4	12.1
	21.8	20.8	19.9	19.1	18.3	17.6	16.9	16.3	15.7	15.2	14.7	14.2	13.8	13.3	13.0	12.6	12.2	11.9

数値の見方は
72歳の男性で
血清クレアチニン値が3.1の場合、
腎機能（eGFR）は16.3～16.6で、
ステージG4となる。

※日本腎臓学会の「eGFR男女・年齢別早見表」をもとに作成
※早見表の数値は、あくまで推算値です。確定診断は専門医を受診してください

腎機能（推算糸球体ろ過量＝eGFR）早見表【男性用】

※血清クレアチニン値と年齢、性別で推算（単位：mℓ／分／1.73㎡）

年齢 ＼ クレアチニン値	0.6	0.7	0.8	0.9	1.0	1.1	1.2	1.3	1.4	1.5	1.6	1.7	1.8	1.9	2.0	2.1	2.2
20	143.6	121.3	104.8	92.1	82.1	74.0	67.3	61.6	56.8	52.7	49.1	46.0	43.2	40.7	38.5	36.5	34.7
25	134.7	113.8	98.3	86.4	77.0	69.4	63.1	57.8	53.3	49.4	46.1	43.1	40.5	38.2	36.1	34.2	32.5
30	127.8	108.0	93.3	82.0	73.1	65.9	59.9	54.9	50.6	46.9	43.7	40.9	38.4	36.2	34.2	32.5	30.9
35	122.3	103.3	89.3	78.5	69.9	63.0	57.3	52.5	48.4	44.9	41.8	39.1	36.8	34.6	32.8	31.1	29.5
40	117.7	99.4	85.9	75.5	67.3	60.6	55.1	50.5	46.6	43.2	40.2	37.7	35.4	33.3	31.5	29.9	28.4
45	113.8	96.1	83.1	73.0	65.1	58.6	53.3	48.8	45.0	41.8	38.9	36.4	34.2	32.2	30.5	28.9	27.5
50	110.4	93.3	80.6	70.8	63.1	56.9	51.7	47.4	43.7	40.5	37.7	35.3	33.2	31.3	29.6	28.0	26.6
55	107.4	90.7	78.4	68.9	61.4	55.3	50.3	46.1	42.5	39.4	36.7	34.4	32.3	30.4	28.8	27.3	25.9
60	104.8	88.5	76.5	67.2	59.9	54.0	49.1	45.0	41.5	38.4	35.8	33.5	31.5	29.7	28.1	26.6	25.3
65	102.4	86.5	74.7	65.7	58.5	52.7	48.0	43.9	40.5	37.6	35.0	32.8	30.8	29.0	27.4	26.0	24.7
70	100.2	84.7	73.2	64.3	57.3	51.6	46.9	43.0	39.7	36.8	34.3	32.1	30.1	28.4	26.8	25.5	24.2
75	98.3	83.0	71.7	63.1	56.2	50.6	46.0	42.2	38.9	36.1	33.6	31.4	29.5	27.8	26.3	25.0	23.7
80	96.5	81.5	70.4	61.9	55.2	49.7	45.2	41.4	38.2	35.4	33.0	30.9	29.0	27.3	25.8	24.5	23.3
85	94.8	80.1	69.2	60.8	54.2	48.8	44.4	40.7	37.5	34.8	32.4	30.3	28.5	26.9	25.4	24.1	22.9

【ステージ分類】

- G1（eGFR 90以上）とG2（eGFR 60 〜 89）
- G3a（eGFR 45 〜 59）
- G3b（eGFR 30 〜 44）
- G4（eGFR 15 〜 29）
- G5（eGFR 15未満）

※血清クレアニチン値と年齢、性別で推算(単位:mℓ／分／ 1.73㎡)

	クレアチニン値																	
	2.3	2.4	2.5	2.6	2.7	2.8	2.9	3.0	3.1	3.2	3.3	3.4	3.5	3.6	3.7	3.8	3.9	4.0
	24.4	23.3	22.3	21.3	20.5	19.7	18.9	18.2	17.6	17.0	16.4	15.9	15.4	14.9	14.5	14.1	13.7	13.3
	22.9	21.8	20.9	20.0	19.2	18.5	17.8	17.1	16.5	15.9	15.4	14.9	14.5	14.0	13.6	13.2	12.8	12.5
	21.7	20.7	19.8	19.0	18.2	17.5	16.9	16.2	15.7	15.1	14.6	14.2	13.7	13.3	12.9	12.5	12.2	11.9
	20.8	19.8	19.0	18.2	17.4	16.8	16.1	15.5	15.0	14.5	14.0	13.5	13.1	12.7	12.4	12.0	11.7	11.3
	20.0	19.1	18.3	17.5	16.8	16.1	15.5	15.0	14.4	13.9	13.5	13.0	12.6	12.2	11.9	11.5	11.2	10.9
	19.3	18.5	17.6	16.9	16.2	15.6	15.0	14.5	13.9	13.5	13.0	12.6	12.2	11.8	11.5	11.2	10.8	10.6
	18.8	17.9	17.1	16.4	15.7	15.1	14.6	14.0	13.5	13.1	12.6	12.2	11.8	11.5	11.1	10.8	10.5	10.2
	18.2	17.4	16.7	16.0	15.3	14.7	14.2	13.6	13.2	12.7	12.3	11.9	11.5	11.2	10.8	10.5	10.2	10.0
	17.8	17.0	16.2	15.6	14.9	14.4	13.8	13.3	12.8	12.4	12.0	11.6	11.2	10.9	10.6	10.3	10.0	9.7
	17.4	16.6	15.9	15.2	14.6	14.0	13.5	13.0	12.5	12.1	11.7	11.3	11.0	10.7	10.3	10.0	9.8	9.5
	17.0	16.3	15.5	14.9	14.3	13.7	13.2	12.7	12.3	11.9	11.5	11.1	10.8	10.4	10.1	9.8	9.6	9.3
	16.7	15.9	15.2	14.6	14.0	13.5	13.0	12.5	12.0	11.6	11.2	10.9	10.5	10.2	9.9	9.6	9.4	9.1
	16.4	15.6	15.0	14.3	13.8	13.2	12.7	12.3	11.8	11.4	11.0	10.7	10.4	10.0	9.7	9.5	9.2	8.9
	16.1	15.4	14.7	14.1	13.5	13.0	12.5	12.0	11.6	11.2	10.9	10.5	10.2	9.9	9.6	9.3	9.0	8.8

数値の見方は
72歳の女性で
血清クレアチニン値が3.1の場合、
腎機能（eGFR）は12.0～12.3で、
ステージG5となる。

※日本腎臓学会の「eGFR男女・年齢別早見表」をもとに作成
※早見表の数値は、あくまで推算値です。確定診断は専門医を受診してください

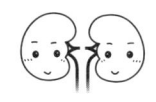

腎機能(推算糸球体ろ過量＝eGFR)早見表【女性用】

※血清クレアチニン値と年齢、性別で推算(単位：mℓ／分／1.73㎡)

年齢 ＼ クレアチニン値	0.6	0.7	0.8	0.9	1.0	1.1	1.2	1.3	1.4	1.5	1.6	1.7	1.8	1.9	2.0	2.1	2.2
20	106.1	89.6	77.5	68.1	60.7	54.7	49.7	45.5	42.0	38.9	36.3	34.0	31.9	30.1	28.4	26.9	25.6
25	99.5	84.1	72.7	63.9	56.9	51.3	46.6	42.7	39.4	36.5	34.0	31.9	29.9	28.2	26.7	25.3	24.0
30	94.5	79.8	68.9	60.6	54.0	48.7	44.2	40.5	37.4	34.7	32.3	30.2	28.4	26.8	25.3	24.0	22.8
35	90.4	76.3	66.0	58.0	51.7	46.6	42.3	38.8	35.8	33.2	30.9	28.9	27.2	25.6	24.2	23.0	21.8
40	87.0	73.5	63.5	55.8	49.7	44.8	40.7	37.3	34.4	31.9	29.7	27.8	26.1	24.6	23.3	22.1	21.0
45	84.1	71.0	61.4	54.0	48.1	43.3	39.4	36.1	33.3	30.9	28.8	26.9	25.3	23.8	22.5	21.4	20.3
50	81.6	68.9	59.5	52.3	46.6	42.0	38.2	35.0	32.3	29.9	27.9	26.1	24.5	23.1	21.9	20.7	19.7
55	79.4	67.1	57.9	50.9	45.4	40.9	37.2	34.1	31.4	29.1	27.1	25.4	23.9	22.5	21.3	20.2	19.2
60	77.4	65.4	56.5	49.7	44.3	39.9	36.3	33.2	30.6	28.4	26.5	24.8	23.3	21.9	20.7	19.7	18.7
65	75.7	63.9	55.2	48.6	43.3	39.0	35.4	32.5	29.9	27.8	25.9	24.2	22.7	21.4	20.3	19.2	18.3
70	74.1	62.6	54.1	47.5	42.4	38.2	34.7	31.8	29.3	27.2	25.3	23.7	22.3	21.0	19.8	18.8	17.9
75	72.6	61.3	53.0	46.6	41.5	37.4	34.0	31.2	28.7	26.6	24.8	23.2	21.8	20.6	19.5	18.4	17.5
80	71.3	60.2	52.0	45.7	40.8	36.7	33.4	30.6	28.2	26.2	24.4	22.8	21.4	20.2	19.1	18.1	17.2
85	70.0	59.2	51.1	45.0	40.1	36.1	32.8	30.1	27.7	25.7	24.0	22.4	21.1	19.8	18.8	17.8	16.9

【ステージ分類】

- G1 (eGFR 90以上) とG2 (eGFR 60 ～ 89)
- G3a (eGFR 45 ～ 59)
- G3b (eGFR 30 ～ 44)
- G4 (eGFR 15 ～ 29)
- G5 (eGFR 15未満)

※血清クレアニチン値と年齢、性別で推算(単位:mℓ／分／ 1.73㎡)

囊胞は、症状もなく健康に無害です。しかし、一部の腎囊胞は、悪性腫瘍を伴ったり、多発することで腎機能が悪化したりするタイプがあります。

そのほか、MRI検査は腎囊胞の診断に用いられます。

慢性腎臓病は6つのステージに分かれる

慢性腎臓病は、病気の進行度合いによって、6つのステージに分かれます。

自分の該当ステージは、GFR（糸球体ろ過量）の数値によって決まります。各ステージは、GFRの「G」と数字を組み合わせたもので示されます。

健康なほうから順に、G1、G2、G3a、G3b、G4、G5のステージとなり、全部で6つのステージになります。

G1（GFRが90以上）は、腎機能が「正常または高値」の状態。

G2（GFRが60～89）は、腎機能が「正常または軽度低下」の状態です。この2つのステージでは、腎機能低下の自覚症状が出ることはほとんどありません。

G3a（GFRが45～59）、G3b（GFRが30～44）が、「軽度～中等度低下」、「中等度～高度低下」の状態になります。

健康診断などでGFRが基準値の60未満になると、腎機能低下を指摘されるようになります。このステージに入ると、次第に病気に気づく人が増えてきます。

G4（GFRが15〜29）は、「高度低下」。このステージでは、自覚症状を感じる人が多くなります。だるさや息切れ、疲労感などの症状に悩まされるようになります。人工透析をせざるを得ない状態へと近づく段階です。このステージまで腎機能が低下してしまうと、残念ながら、悪化の流れを止められません。

G5（GFRが15未満）は、「高度低下から末期腎不全」と見なされます。ほとんど腎臓は機能しておらず、人工透析によって生命を維持していく必要があります。

慢性腎臓病では、GFR以外に、「尿たんぱく」の程度によっても重症度が決まります。

たんぱく尿、もしくは糖尿病のある人なら、「尿アルブミン」の検査値から判断するもので、A1、A2、A3と分類されています。これが、「たんぱく尿区分」です。76ページに進行度と組み合わせた表にしてありますので、それをご覧ください。

GFRがそれほど低下していない場合でも、尿たんぱくや尿アルブミンの数値が高ければ、それも慢性腎臓病と診断されます。

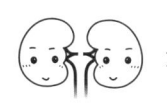

自分のステージ（進行度）がわかる早見表

<table>
<tr><td colspan="4"></td><td colspan="3">たんぱく尿区分</td></tr>
<tr><td colspan="4">原疾患</td><td>A1</td><td>A2</td><td>A3</td></tr>
<tr><td colspan="2" rowspan="2">糖尿病以外</td><td colspan="2" rowspan="2">尿たんぱく定量
(g/日)
尿たんぱく/Cr比
(g/gCr)</td><td>正常</td><td>軽度
たんぱく尿</td><td>高度
たんぱく尿</td></tr>
<tr><td>0.15未満</td><td>0.15~0.49</td><td>0.50以上</td></tr>
<tr><td colspan="2" rowspan="2">糖尿病</td><td colspan="2" rowspan="2">尿アルブミン定量
(mg/日)
尿アルブミン/Cr比
(mg/gCr)</td><td>正常</td><td>微量
アルブミン尿</td><td>顕性
アルブミン尿</td></tr>
<tr><td>30未満</td><td>30~299</td><td>300以上</td></tr>
<tr><td rowspan="6">GFR区分</td><td>G1</td><td>正常または
高値</td><td>90
以上</td><td rowspan="2">正常</td><td rowspan="2">軽度</td><td>中等度</td></tr>
<tr><td>G2</td><td>正常または
軽度低下</td><td>60
～89</td><td rowspan="5">高度</td></tr>
<tr><td>G3a</td><td>軽度～
中等度低下</td><td>45
～59</td><td>軽度</td><td>中等度</td></tr>
<tr><td>G3b</td><td>中等度～
高度低下</td><td>30
～44</td><td>中等度</td><td rowspan="3">高度</td></tr>
<tr><td>G4</td><td>高度低下</td><td>15
～29</td><td rowspan="2">高度</td></tr>
<tr><td>G5</td><td>高度低下～
末期腎不全</td><td>15
未満</td></tr>
</table>

心血管疾患による死亡や末期腎不全のリスクを、横軸の「①尿たんぱく（糖尿病の人は尿アルブミン）の値」と、縦軸の「②ＧＦＲの値」を組み合わせたもの。正常・軽度・中等度・高度の順でリスクが高まることを示す。

慢性腎臓病になると、末期腎不全、心血管疾患などによる死亡のリスクが高まりますが、このリスクの程度を示すもので、「重症度分類」と呼ばれます。

表では、色が濃くなっていくほどに重症度が上がります。

健診で判明した検査数値に従って、自分の腎機能がどこに位置付けられるかをしっかり確認しましょう。

原因となる生活習慣病の治療を行う

自分の位置が確認できたら、慢性腎臓病の予防と改善のために、現在のあなたができることを考えていきましょう。

最初に、治療の基本的な考え方をまとめておきます。

慢性腎臓病になったら、腎機能の悪化を押し留め、できるだけ悪化のスピードを遅らせることが一つの目標となります。

治療は、主に２つの柱からなります。

・治療の2つの柱

①原因疾患の治療
②生活習慣の改善

腎機能が低下する主な原因を突き止めて、その原因疾患の治療を行っていくことが大原則となります。

その原因疾患の代表例は、糖尿病と高血圧です。

腎臓には常に大量の血液が流れ込んでいます。血圧が高かったり、高血糖であったりすると、腎臓の血管が傷つけられていきます。それが続けば、腎臓にとって大きなダメージとなります。

特にろ過を行っている腎臓の糸球体は毛細血管の集まりですから、そこに高血糖の血液が流れ込むことで、血管が硬化して狭くなり、それとともにろ過機能が落ちていきます。

こうして生じるのが、糖尿病腎症です。腎症が進行すると、ろ過ができなくなり、最終的には人工透析に至ります。

高血圧が長く続くと、それが原因となって腎臓の血管に動脈硬化が起こります。とくに糸球体に血液を送る細動脈に圧力がかかるようになるため、血管に硬化が起こり、血管の内腔《ないくう》が狭くなります。これによって糸球体自体も硬化していき、腎機能が低下していきます。こうして起こるのが、腎硬化症です。

血管の内腔が狭くなり、腎臓の血流が悪くなると、腎臓から血圧を上げるホルモンが分泌されます。すると、さらに血圧が上昇し、細動脈への圧力もアップして動脈硬化が進行するという悪循環も起こってきます。

なかには、高血圧と糖尿病を併発している患者さんもいることでしょう。言うまでもありませんが、両者が併発していると、より状態が悪化しやすく危険です。

２０２２年末時点のデータですが、人工透析を受けている患者さんの原因疾患の１位から３位までを挙げると、次のようになります。

・人工透析を受けている患者さんの原因疾患

1位：糖尿病腎症　38・7％
2位：腎硬化症　18・7％
3位：慢性糸球体腎炎（慢性腎炎）　14・0％
（「わが国の慢性透析療法の現況（２０２２年12月31日現在）」）

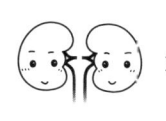

糖尿病と高血圧を合わせると、人工透析を受ける人の5割以上を占めています。糖尿病も、高血圧も、放っておけば進行して悪化していく恐れの高い慢性疾患です。主治医の指導の下に、しっかり治療を進めていく必要があります。

血圧や血糖値を下げるために薬物療法をはじめとして、生活習慣の改善も合わせて行っていきます。

生活習慣の改善のポイントとは？

慢性腎臓病の予防・改善の方法をまとめると、以下の4つのアプローチがあります。

・慢性腎臓病の予防・改善のための4つの方法

①薬物療法（原因疾患である糖尿病や高血圧などの治療）
②食事療法（減塩・食事内容の改善など）
③運動療法（腎臓リハビリ）
④生活スタイルの改善（禁煙など）

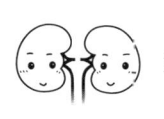

主治医から処方された薬があれば、それをしっかり飲んで、原因疾患の治療を行いましょう。

それと共に、食事療法や運動療法を継続し、毎日、体によい働きかけの習慣化が欠かせません。ご存じのように、生活習慣病は、食事の偏りや運動不足といった要因が大きく関わっている病気だからです。

食事療法では、減塩を中心として、たんぱく質の摂取などに気を配り、食事をよりよい物へ変えていく必要があります。

近年、注目されているのが「リン過剰」の問題です。

リンは、さまざまな食品に含まれるミネラルですが、体内で過剰になると、細胞毒のように働き、腎臓のネフロンを減らす恐れがあることがわかってきました。

糖尿病や高血圧と並んで、リンの摂り過ぎも、慢性腎臓病の原因とされるようになってきたのです（食事の項目で、リンについてはまたお話しします）。

運動療法（腎臓リハビリ）も大切です。

運動は、原因疾患である高血圧、糖尿病の予防・改善のうえでも大きな力を発揮します。しかも、腎機能低下の原因ともされるリン過剰の問題についても、運動が効果的であることが判明しています。

低下しつつある腎機能をできるだけよい状態でキープするために、運動が力を発揮するでしょう。

血液検査や尿検査などの健康診断の各データを確認し、自分の腎機能がどの程度か、現在、あなたが位置しているステージはどこかを理解しておきましょう。

続いて、ステージごとの治療やセルフケアの目安も合わせて示します。

ステージG1（GFRが90以上）の人へのアドバイス

「腎臓の働きは正常、または高値の段階」と考えられます。

高血圧や糖尿病の人、メタボ（メタボリックシンドローム）の人や喫煙者、また慢性腎臓病の家族のいる人は、慢性腎臓病になりやすい傾向にあります。慢性腎臓病の原因疾患となる高血圧や糖尿病、メタボを改善するために、治療や生活の改善を行いましょう。

特に日頃から運動不足を実感している人は、ぜひ体を動かすことを心がけてくださ

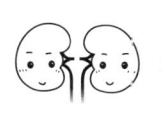

い。

少なくとも1年に1回の健康診断を受け、生活習慣病の数値や腎機能値が悪化していないか見守ります。

なお、現在、腎機能値には問題がなくとも、尿たんぱくが「＋2」の場合や、「血尿と尿たんぱくが共に陽性」の場合、かかりつけ医に相談することをお勧めします。腎臓専門医に診てもらう必要があるケースもあるからです。

ステージG2（GFRが60～89）の人へのアドバイス

「腎機能が正常、または軽度の低下が起こっている状態」です。

ステージG2は軽度の低下という表現ですが、腎機能は加齢によって自然に低下するので、ある程度の年齢になれば、このステージは「年相応」と見なすこともできます。

逆に30歳でステージG2であれば、軽度低下は確実といえます。

自覚症状はほとんどないはずですから、「自分はどこも悪くない」と考える人も多いでしょう。

しかし、ステージG1～2のこの段階から、腎臓リハビリを始めれば、腎機能が回復する可能性は高いのです。

だからこそ、早めにセルフケアなどを始めることをお勧めしています。

対応策は、ステージG1といっしょです。

先にも書きましたが、高血圧や糖尿病の人、メタボの人や喫煙者、また慢性腎臓病の家族のいる人は、慢性腎臓病になりやすい傾向があります。これらの症状を改善するために、治療や生活の改善を積極的に行いましょう。

運動不足の人は、積極的に運動をしてください。

少なくとも1年に1回の健康診断を受け、生活習慣病の数値や腎機能値が悪化していないか、慢性腎臓病を発症していないかどうかを見守ります。

尿たんぱくが「+2」の場合や、「血尿と尿たんぱくが共に陽性」の場合、かかりつけ医を通じて腎臓専門医に相談するとよいでしょう。

ステージG3a（GFRが45〜59）〜G3b（GFRが30〜44）の人へのアドバイス

「腎機能が軽度低下から高度低下まで落ちている状態」です。

慢性腎臓病を発症している疑いがあります。医療機関を受診し、腎臓専門医による診察を受けることをお勧めします。

G3bの人は、慢性腎臓病が強く疑われます。

腎機能は、この段階になると、健常時の半分以下まで低下しています。疲れやすさ、むくみ、尿の異常といった自覚症状を認める人も出てくるでしょう。治療は、先ほども述べた4つのアプローチ、原因疾患の薬物治療、食事療法、腎臓リハビリテーション、生活スタイルの改善です。それぞれをしっかり実行していくことが大事です。

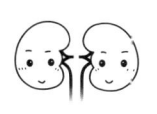

ステージG4（GFRが15～29）の人へのアドバイス

「腎機能が高度に低下した状態」です。健常時のおよそ30％未満まで腎機能が低下しています。腎機能は回復できない段階と考えられます。

むくみ、尿の異常、高血圧、貧血など、さまざまな自覚症状が現れます。人工透析の治療を必要とする重症の腎不全となるリスクが高く、心筋梗塞などの心血管疾患にもかかりやすくなります。

腎臓専門医による治療が必須です。

治療目標は、できる限り現状をキープし、透析に入る時期を遅らせることです。尿毒症（尿中に排出されるはずの老廃物などが血液中に蓄積する病気）などに注意を払いながら、治療を続けます。

薬物療法、より厳格な食事療法、腎臓リハビリ、生活スタイルの改善も続けてください。

運動はこの段階でも大切です。現状をキープし、透析を遅らせるための手段として活用していきましょう。

ステージG5（GFRが15未満）の人へのアドバイス

「高度低下から末期腎不全」と推定されます。

腎臓がほとんど機能していないため、腎臓の機能を代替する手段を取らなければなりません。人工透析か、腎移植がその手段になります。

腎機能低下によって、さまざまな不具合が体に起こっているでしょう。貧血、ミネラル異常、骨の異常など、それらの治療も併せて行う必要があります。

日本では、腎移植を受ける人はほとんどおらず、大半の人は透析療法を選択します。

なお、人工透析には、人工腎臓を利用する「血液透析」と、自分の腹膜を利用した「腹膜透析」の2つのタイプがあります。透析の患者さんのうち、9割以上が血液透析を受けています。

血液透析は、体内から血液を取り出し、血液透析器に通すことで、血液中の不要な老廃物や余分な水分を取り除き、体内に戻す方法です。一般的には、医療機関に週3回ほど通い、1回4〜6時間の人工透析を行います。

血液透析を行いながら、薬物療法や食事療法も続けます。

また、人工透析を受けながら、運動療法を行うことが勧められます。

これまでは、人工透析を受けていると足腰が弱ってしまい、サルコペニアやフレイルを発症し、車イスが必要となる人も少なくありませんでした。

人工透析を受ける患者さんの身体機能の低下を予防し、体力・筋力をキープするために、適切な運動習慣が役立つことがわかっています。

末期腎不全の人の健康管理のためにも、運動が大いに有用なのです。

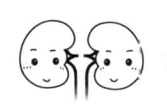

第3章

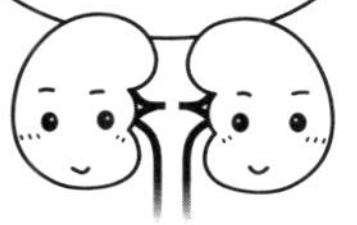

腎臓リハビリを始めよう！

運動が腎機能にも生活習慣病にも効く

本章では、腎機能を改善する運動療法のやり方について詳しくお話しします。
運動が効果的である理由として、以下の3つのポイントが挙げられます。

・運動が腎機能にもたらす3つの効果

①NO（一酸化窒素）産生の効果
②タコ足細胞を守る効果
③高血圧・糖尿病・リン過剰の3大要因の改善

第一に、ウォーキングなどの有酸素運動を行うと、血流が促されます。血流がよくなり、血流量が増加することによって、血管壁が刺激された際、血管の内皮細胞から産生されて放出されるのが、NOです。

NOは、血管の中膜を形成している平滑筋《へいかつきん》の緊張をゆるめて、血管を広げます。つまり、NOが増えることによって、全身の血管が広がり、血圧が低下します。

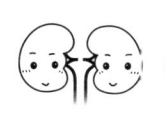

血管が広がり、血圧が低下することが腎臓の助けとなります。

腎臓で老廃物のろ過を行っている糸球体は毛細血管の塊《かたまり》ですが、特に糸球体の入口と出口にある血管（それぞれ「輸入細動脈」と「輸出細動脈」と言います）が重要です。

有酸素運動で血流がよくなり、産生されたＮＯによって、特に出口の血管である輸出細動脈が大きく広がることで、糸球体にかかる圧力が下がり、腎臓の負担を減らせるのです。

第二の要因は、第一の要因と連動する話ですが、運動によって血流が改善し、糸球体にかかる圧力が下がることが、糸球体自体の機能保存に役立ちます。

腎臓の糸球体の毛細血管には、「タコ足細胞」と呼ばれるたくさんの細胞が貼りつくように存在しています。

このタコ足細胞は、その名の通り、足を伸ばしたタコのような形をしており、ろ過のためのフィルターの役割を果たしています。

高血圧や高血糖が続き、糸球体の入口の輸入細動脈が広がって過剰な圧が糸球体の毛細血管にかかり、タコ足細胞が剥《は》がれ落ちるのです。本来、ろ過されるべきたんぱく質などが漏れ出てしまいます。

運動により血流がよくなり、産生されたNOによって、糸球体の出口の圧が下がると、糸球体の毛細血管にかかる圧も下がります。その結果、タコ足細胞が剥がれず、守られるのです。すると、ろ過機能も保たれやすくなります。


第三に、腎機能を悪化させる3大要因として挙げられる、「高血圧」「糖尿病」「リンの過剰摂取」の問題です。

運動療法は、この3つの要因に対して、それぞれ有効に働くことがわかっています。

運動は高血圧に対し、降圧作用をもたらします。

例えば、運動によって交感神経の緊張が解けて、副交感神経が優位となると、血管が拡張して血圧が下がります。

血流がよくなることで産生されるNOにも血管拡張作用があるため、血圧を下げます。

また、糖尿病についても、運動が有効であることは多くの研究によって明らかになっています。

運動して筋肉の血流が増えると、血中のブドウ糖が筋肉に取り込まれて消費される

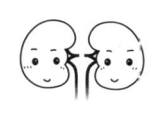

ようになります。これによって、血糖値が下がります。

運動によって、インスリンの効きがよくなることもわかっています。インスリンの効きがよくなれば、細胞への糖の取り込みがよりスムーズに行われるようになり、血糖値が下がりやすくなります。

さらに、運動を続けていると、SODという活性酸素を無害化する物質の働きがよくなります。この物質の働きによって、傷ついた血管の修復が進められます。

高血圧や高血糖が続くと、血管が傷み、動脈硬化も進みやすくなりますから、血管の修復を促してくれる運動の役割は貴重です。

運動するとなぜリン過剰が改善するのか

腎機能低下の3大要因の一つであるリンの過剰摂取の問題について、ここで触れておきましょう。

リンは、さまざまな食品に含まれるミネラルで、骨の成分になるなど体にとって重要な栄養素です。

しかし、体内で過剰になると、細胞毒のように働き、体に害をもたらします。

腎臓は、血中の余分なリンを尿として排出していますが、原尿中のリンの濃度が高くなると、それが尿細管の負担となります。

腎臓のネフロンを損ない、ネフロンの数が減っていく原因となるのです。それにより、腎機能の低下が引き起こされます。

また、腎臓からのリンの排出が充分にできなくなり、血中にリンの濃度が高い状態が続くと、血管の壁の石灰化が起こり、心血管疾患や脳血管疾患のリスクも高くなります。

体内でのリンの過剰を防ぐためには2つの方法があります。

一つは、食品からのリンの摂取を控えることです（詳細は、159ページから詳しくお伝えします）。

リンには、食材にもともと含まれている「有機リン」と、食品添加物に使われる「無機リン」の2種類があります。

このうち、特に気を付けたいのが後者の無機リンです。ハムやベーコン、練り物、プロセスチーズ、インスタント麺《めん》、缶詰、ファストフードなどの加工食品に食品添加物として使われています。

無機リンは有機リンに比べて、腸から吸収されやすく、血液中のリンの濃度が上昇

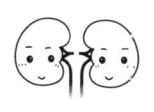

しやすくなります。

そのため、全体のリンの摂取を抑えるには、無機リンを多く含む可能性のある食品添加物入りの加工食品は、できるだけ避けたほうが無難でしょう。

そして、もう一つの方法が運動です。

体内のリンの多くは、骨にストックされます。運動不足の状態が長期間続くと、骨の中のリンが血液中に溶け出します。血液中のリンの濃度が高くなり、腎臓の負担となるのです。

この骨からのリンの流出を防ぐために、運動が役立ちます。

骨の組織は、運動によって負荷がかかると、それに負けないようにリンやカルシウムを取り込む働きがあります。

このため、日頃から運動をして骨に刺激を与えていると、骨からのリンの流出を防ぎ、体内のリン過剰を予防することができます。

高血圧、糖尿病、リンの過剰の改善というと、どうしても食事面に意識が向きがちになります。しかし、今、お話ししてきたような意味で、適度な運動習慣を身につけることはとても重要なのです。

例えばウォーキングなどの運動を継続して行うだけで、高血圧にも、糖尿病にも、リンの過剰にも対処できることになるからです。

運動療法（腎臓リハビリ）を根気よく続けていくことを、慢性腎臓病でお悩みの人には強くお勧めしたいと考えます。

運動を薬のように処方する時代となった

今、運動療法についても、新たな変化が起きています。それが、「運動処方」という考え方です。

薬の場合には、当たり前ですが、それぞれの病気に対応する薬を選び、症状の程度に応じて投与される量を調整して処方します。

この処方の考え方が、運動にも適応されてきたのです。

運動は、「なんとなく体にいいもの」ではなく、病気や症状に合わせて薬と同じように処方するものになりつつあります。

運動処方の基準は、「ＦＩＴＴ－ＶＰ」と呼ばれます。

FITT-VPとは、次の語の頭文字を取ったものです。

- **F** **frequency（運動頻度）：週に3～5回など**
- **I** **intensity（運動強度）：ボルグスケール11～13など**
- **T** **time（運動時間）：運動にかける時間**
- **T** **type（運動の種目）：ウォーキングやスクワットなど**
- **V** **volume（運動の総量）**
- **P** **progression（運動処方の変更・改訂）**

F（frequency）は、「運動頻度（回数）」を示します。例えば、「週に3～5回など」と目安は週単位で提示されることが多くなります。

I（intensity）は、「運動強度」に当たります。運動強度の尺度は、さまざまなものが使われています。脈拍数や心拍数、運動の強さを自分の主観的な感覚で測る「ボルグスケール」などが使われます。

T（time）が、「運動にかける時間」です。1週間の運動時間を総計した「1週間単位の運動時間」も、目安の一つとして用いられます。

T（type）が、「運動の種目」。

V（volume）は、上記の「運動頻度×運動強度×運動時間」を掛け合わせたときの「運動の総量」を示すもの。

P（progression）は、「運動処方の変更・改訂」を示します。

薬は、効かなければ変更したり、量を増やしたりします。これは、運動も同様です。以上のような基準を踏まえて運動の内容を検討し、運動がもたらす健康効果を科学的に割り出していこうというのが、FITT‐VPの考え方です。

どんな病気であれ、主治医と相談しながら、どの運動をどれくらいの強さで、どんな頻度で、どれくらいの時間をかけて行うかを考えましょう。

2番目のT（type）をのぞいた、F×I×TがV（ボリューム）とされ、このボリュームが大きくなると、運動効果も大きくなると考えられます。

薬の場合がまさしくそれで、薬の量＝ボリュームが大きければ大きいほど、薬剤の効果も高いのが原則となっています。

ただし、薬も飲み過ぎると副作用が出てくるように、運動も過剰に強度の高い運動をしたり、長時間行ったりすると、体への負荷が大きくなり過ぎます。

　ことに慢性腎臓病の患者さんの場合には、高強度の運動は腎臓の負担となることが危惧され、勧められません。

　腎臓リハビリの場合、必ず主治医と相談したうえで、無理のない範囲で、運動強度や運動時間などを決めていく必要があります。

運動は薬以上に多様な効果が期待できる

　薬は、主に一つの薬に一つの効果しかありません。

　しかし、運動には多種の薬を合わせたような多様な効果があります。

　例えば、ウォーキングのような有酸素運動を一つ続けるだけで、血圧が下がり、コレステロール値が下がり、血糖値も下がる、といったように複数の効果が期待できます。

　これは、運動が薬よりも優れている点と言っていいでしょう。

　現に、腎臓リハビリで推奨されるウォーキングを行えば、腎機能の低下原因となる高血圧や糖尿病という2つの生活習慣病に対する改善効果がもたらされます。

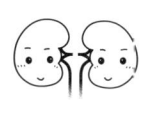

運動時間が延びるほど死亡率が低下した！

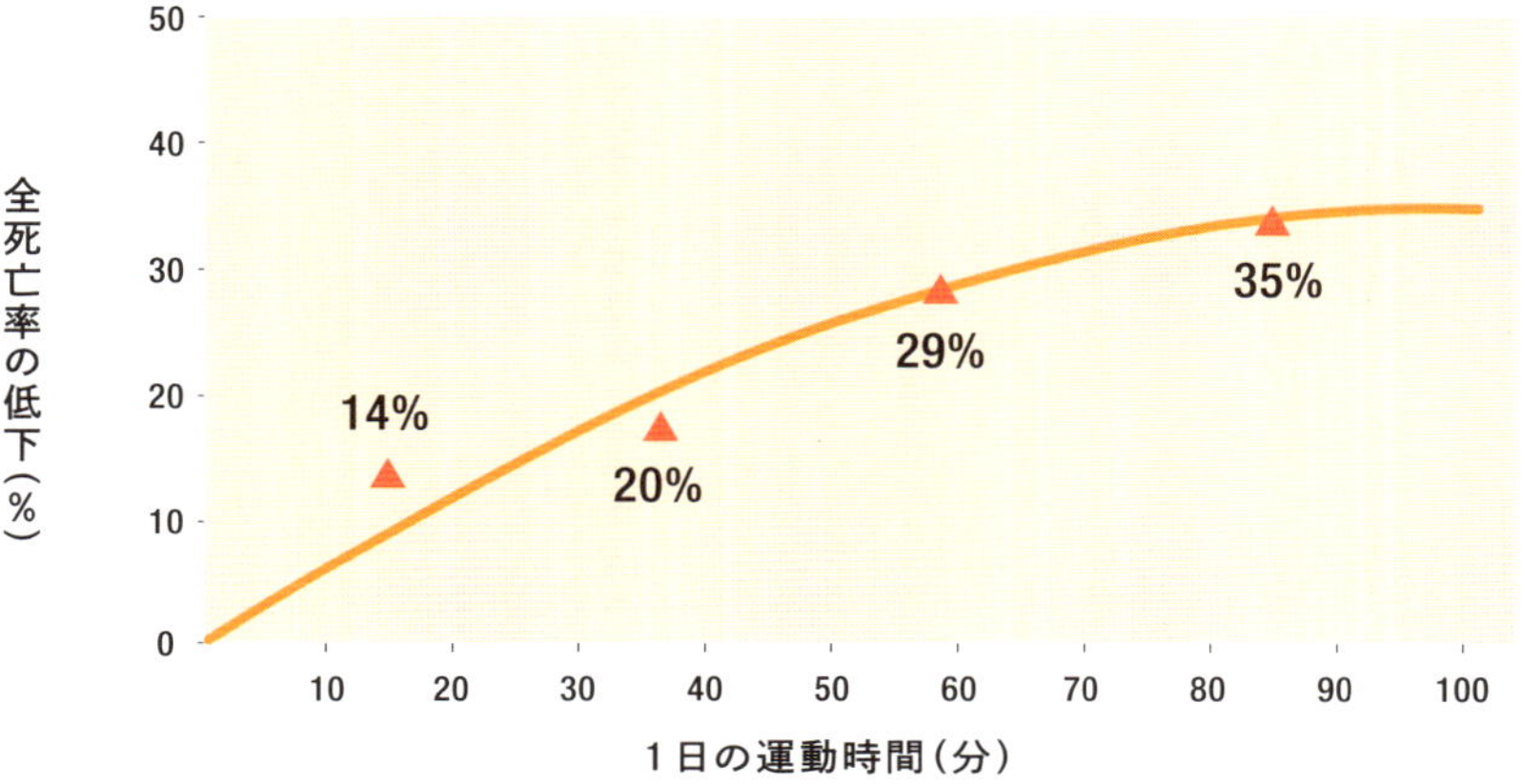

Wen CP. et al. Lancet 2011; 378:1244-1253より改変

また、F×I×T＝Vで、ボリュームが大きくなればなるほど、効果も高くなることがわかっています。このことを実証する臨床研究があります。

ここで、台湾で行われた研究を紹介しましょう。

2011年、イギリスの医学誌『ランセット』に発表された台湾の疫学研究です。

この研究は、1996年から2008年にかけて、41万6175人（男性19万9265人、女性21万6910人）もの人たちが参加しました。12年にわたって追跡調査を行い、運動と病気や寿命がどう関連するか調べました。

この研究によるグラフを見ると、運動と寿命に関して非常に貴重なデータが示され

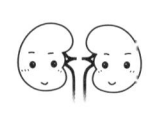

ています。

横軸が1日の運動時間、縦軸が全死亡率の低下の度合いです。縦軸が伸びるほど、寿命が延びていきます（右ページ上のグラフ）。

一目でわかる通り、運動時間が長くなるほど、寿命が延びていきます。F×I×T（歩く時間）が長くなると、V（寿命）が延びるのです。

特に注目したいのが、1日当たりの運動時間との関連です。

1日当たりの運動時間（90分辺りに至るまで）が15分延びるごとに、死亡率が4％ずつ下がっています。

しかも、少しずつでも運動時間を延ばしていけば、それが寿命の延びにつながっていくことがわかります。

これは、非常に励まされるデータです。少しずつでもがんばって歩けば歩くほど、寿命の延びにつながり、健康にいいというのです。

1日4000歩以上、歩けば歩くほど腎機能が改善！

もう一つ、急性心筋梗塞を経験した患者さんに運動をしてもらった、私たちの臨床研究のデータをご紹介しましょう。

ご協力いただいたのは、73名の男女（男性67名、女性6名、平均年齢約65歳）。この人たちの退院後の1日の歩数を中央値の4719歩で分けて、退院後、「よく運動したグループ」（4719歩以上）と、「あまり運動しなかったグループ」（4719歩未満）に分けて、6ヵ月間にわたって腎機能の変化を追跡しました。

急性心筋梗塞を発症すると、その後、腎機能が低下することがわかっています。研究の結果から、心筋梗塞の人たちが退院して自宅に戻り、あまり歩かずにいると、腎機能が低下することがはっきりしました。

一方、よく運動したグループは、腎機能が有意に改善、もしくは腎機能が低下せずに保たれていたのです。

個人差はあるものの全体で検討すると、腎機能は約4000歩以上から改善し、その歩数が増えれば増えるほど、腎機能もよくなっていました。

これまでも、腎臓病の患者さんのリハビリに、1日1万歩を目安としたウォーキングがよいと考えられてきました。

ところが、この2年間の追跡研究からすると、1日1万歩も無理して歩く必要はなく、少なくとも4000歩以上歩けば歩くほど、腎機能がアップすることがわかったのです。

今まで考えられていた目安よりも、半分以下の歩数で腎機能が改善するのです。

この歩数ならば、「私も始めてみよう！」という動機づけになりませんか。

続いて、具体的な腎臓リハビリの内容について説明していきましょう。

腎臓リハビリの運動療法の3つの柱

腎臓リハビリテーションは、運動療法や食事療法をはじめとして、生活の仕方なども含む包括的なプログラムです。

その中でも、中核的な役割を担っているのが運動療法になります。

私が東北大学で長年研究し、確立した「東北大学式・腎臓リハビリ」の運動療法は、3つの柱から構成されています。

・腎臓リハビリの運動療法の3つの柱
①腎臓リハビリ準備体操
②腎臓リハビリ・ウォーキング

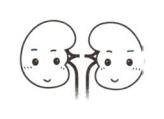

③腎臓リハビリ筋トレ

まず、①の腎臓リハビリ準備体操です。

今まで運動習慣がなかった人が、いきなり運動を始めると、ケガをする確率が高まります。

特に慢性腎臓病の患者さんの場合には、運動を控え、これまで体を動かしてこなかった人が大半かもしれません。慢性的な運動不足の状態であり、かつ筋力も落ちていると考えられるため、運動を始める際には必ず準備体操を行いましょう。

腎臓リハビリ準備体操は、４つのパートから成ります。

・腎臓リハビリ準備体操

①かかと上げ下げ
②片足上げ
③ばんざい体操
④中腰スクワット

これらの体操は、いずれも体にかかる負担の少ないものです。高齢者、運動不足の人、これまで運動習慣のなかった人にとっても安心して行えるでしょう。

毎日、続けて習慣化することで、体を動かすことに慣れていきます。

4つの体操は、それぞれ5～10回行い、それを1セットとします。

1日3セットが目標ですが、最初から無理して3セット行う必要はありません。できそうにないときは、1日1セットでもいいのです。

また、1日3回行う場合、この後のウォーキングと筋トレと組み合わせて行いましょう。文字通り、ウォーミングアップとして行ってください。

体操をする際には、なるべく広いスペースを使い、一つの動きに10～15秒の時間をかけるといいでしょう。

次ページから、それぞれのやり方を説明します。

腎臓リハビリ準備体操のやり方

かかと上げ下げ

腎臓リハビリ準備体操①

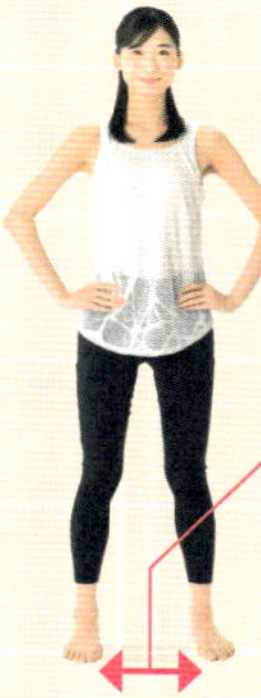

1 両手を腰に当て、両足を揃えて立つ

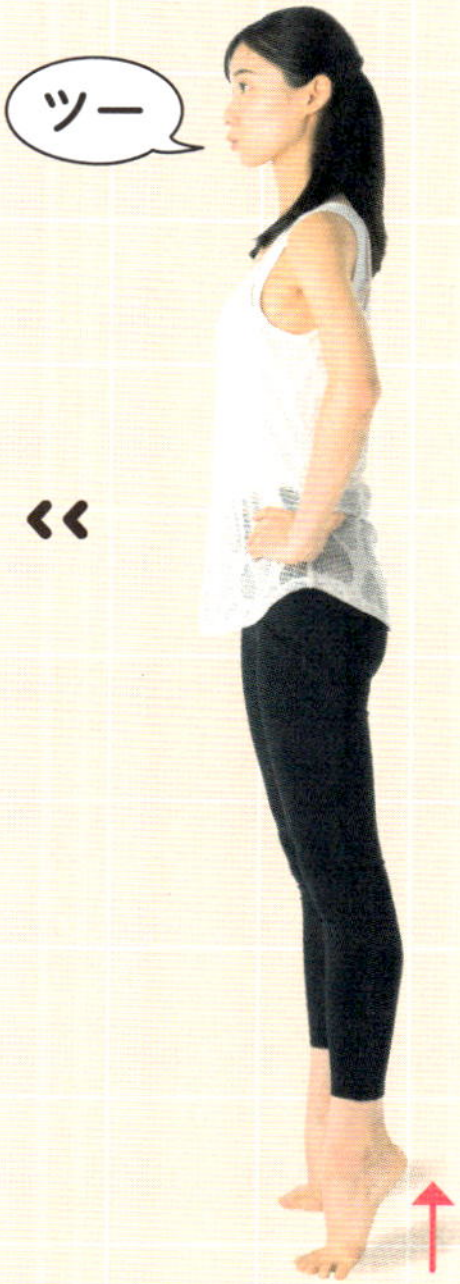

2 「ツー」と言いながら口から息を細く吐きつつ、両足のかかとを5秒かけてゆっくり上げる。鼻から息を吸う

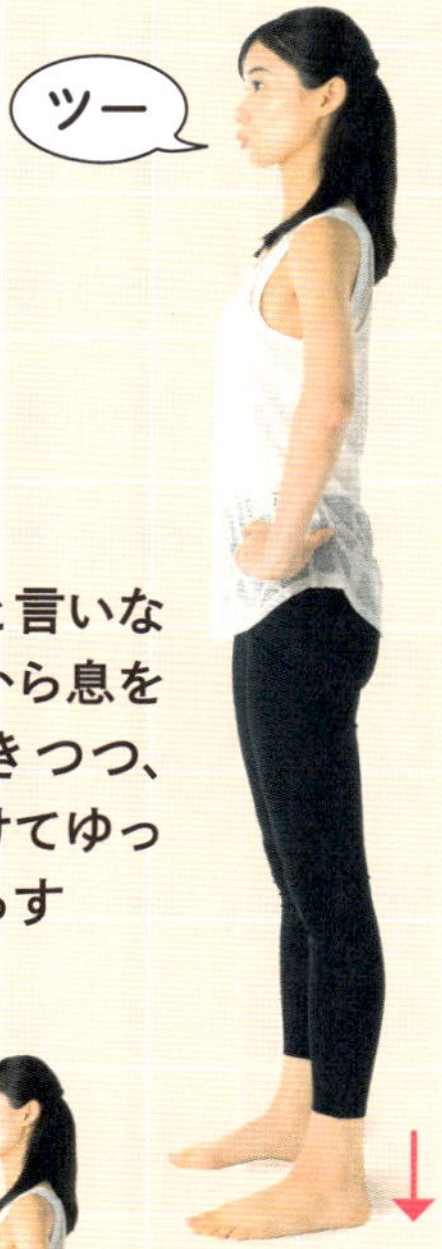

3 「ツー」と言いながら口から息を細く吐きつつ、5秒かけてゆっくり下ろす

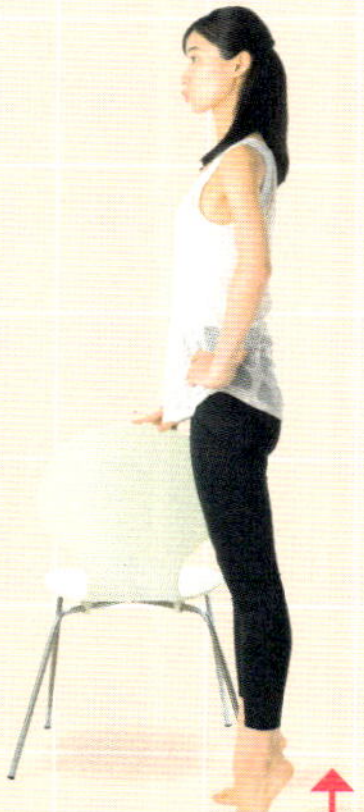

2、3を5～ 10回繰り返す。
以上を1セットとして、
1日3セット行う

＊運動中は息継ぎをして、途中で息を止めない
＊ふらつきやすい人は、イスの背や手すりにつかまって行う

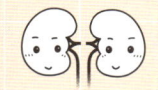

片足上げ

腎臓リハビリ準備体操②

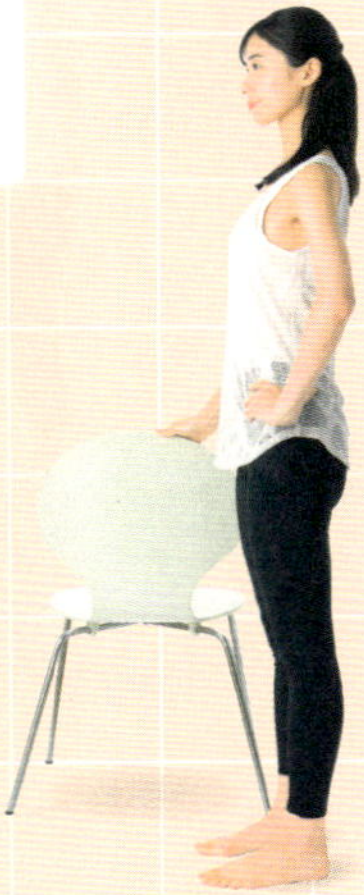

1

イスの背や手すりなどにつかまり、胸を張って自然に立つ

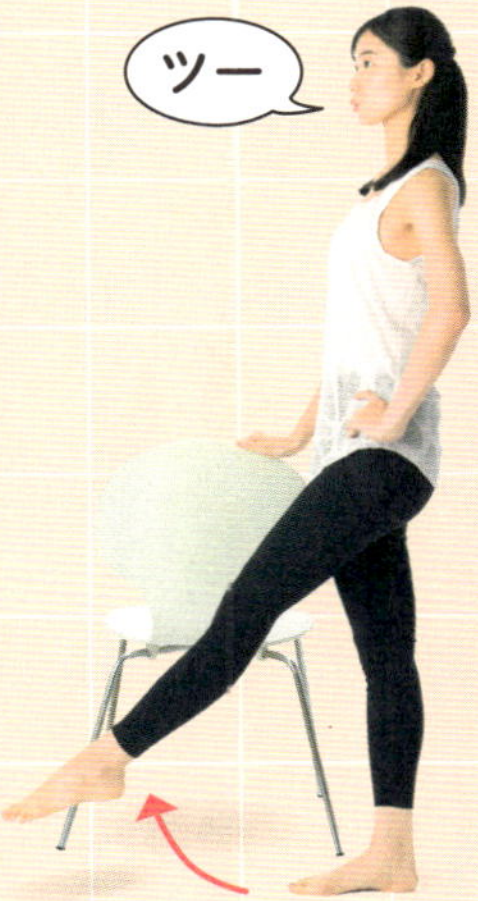

2

「ツー」と言いながら口から細く息を吐きつつ、5秒かけて左足を前にゆっくり上げる。鼻から息を吸う

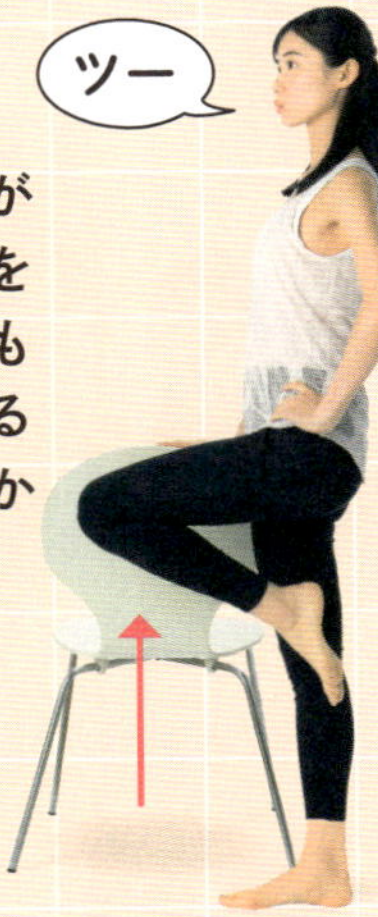

3

「ツー」と言いながら口から細く息を吐きつつ、太ももが床と平行になるまで上げる。鼻から息を吸う

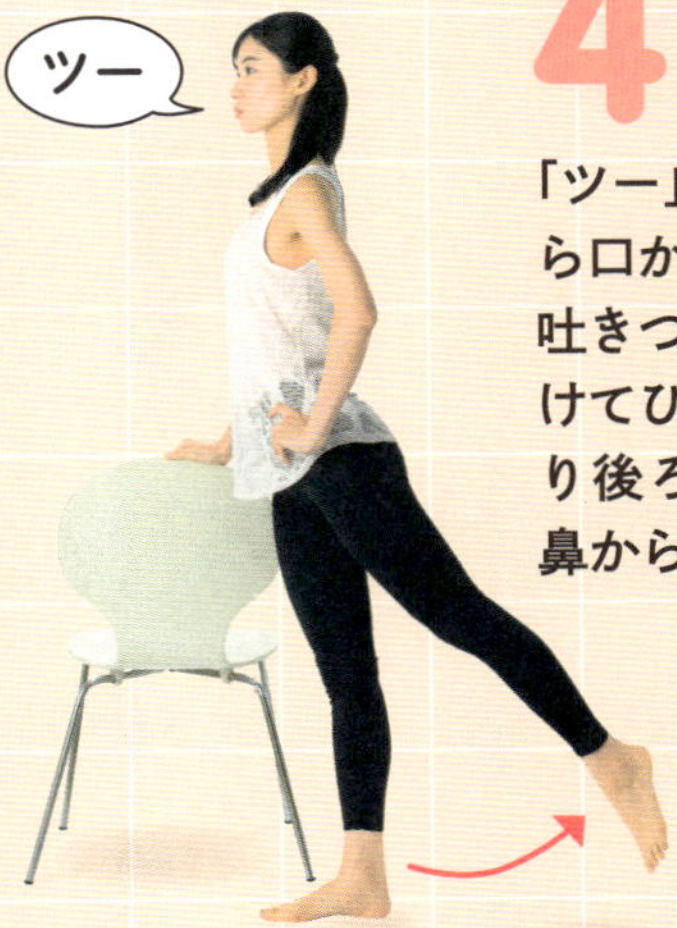

4

「ツー」と言いながら口から細く息を吐きつつ、5秒かけてひざをゆっくり後ろへ伸ばす。鼻から息を吸う

5

①の姿勢に戻る

6

右足も同様に行う

1～6を3回繰り返す。以上を1セットとして、1日3セット行う

＊運動中は息継ぎをして、途中で息を止めない

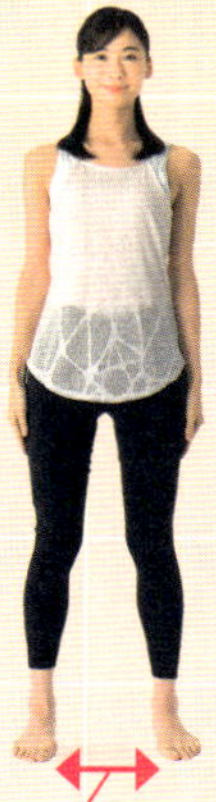

ばんざい体操

腎臓リハビリ準備体操③

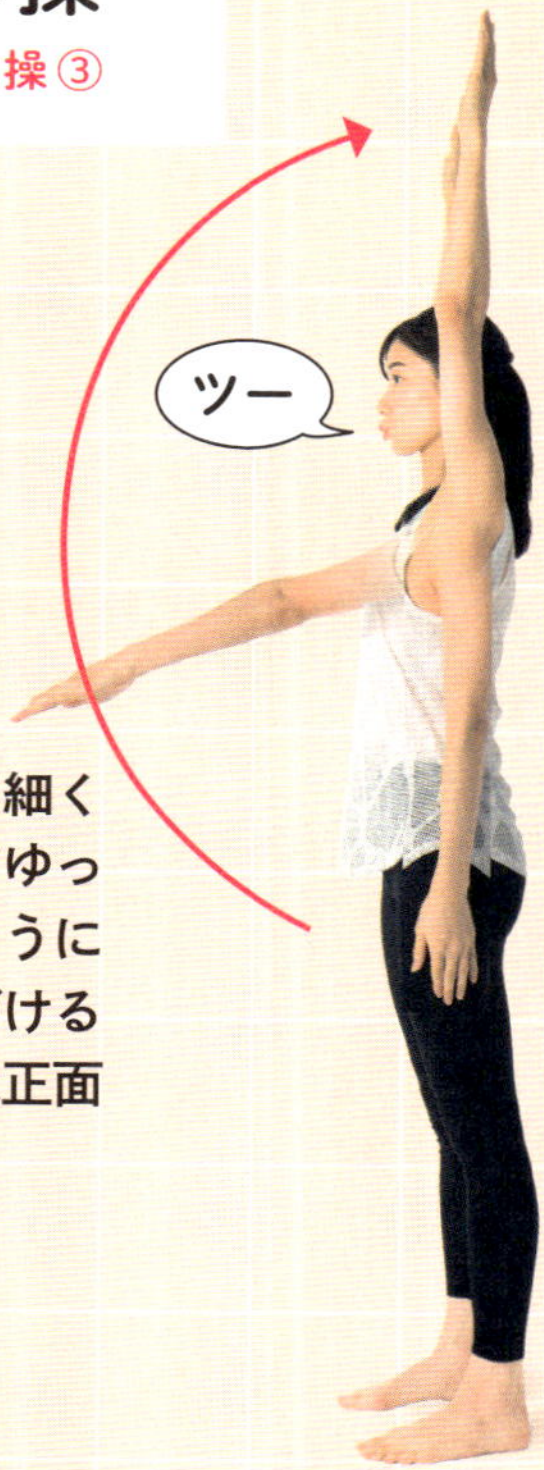

1 両足を肩幅に開いて立ち、両手は太もものわきに添える

2

「ツー」と言いながら口から細く息を吐きつつ、5秒かけてゆっくり両腕をばんざいするように持ち上げる。腕は耳に近づけるように伸ばし、手のひらは正面に向ける。鼻から息を吸う

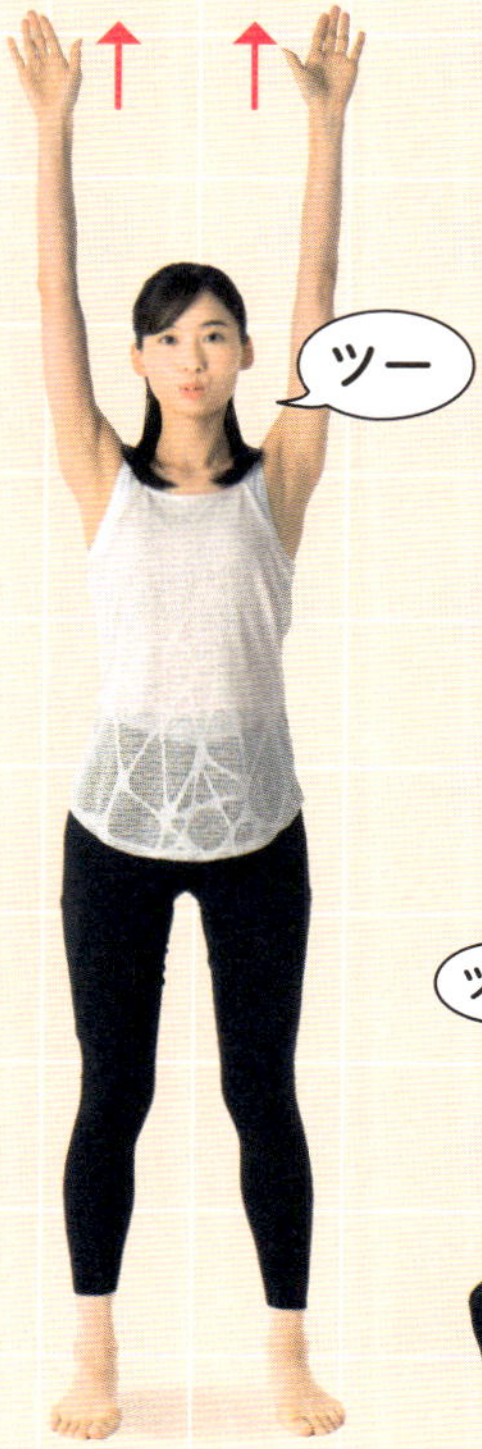

3

「ツー」と言いながら口から細く息を吐きつつ、5秒かけてゆっくり両腕を下ろす

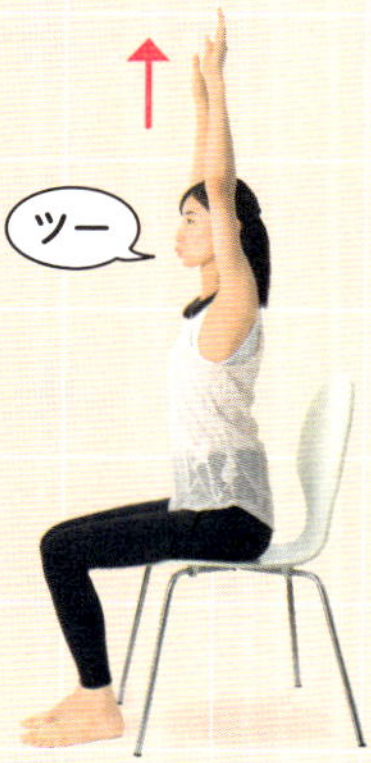

2〜3を3回繰り返す。以上を1セットとして、1日3セット行う

＊運動中は息継ぎをして、途中で息を止めない
＊ふらつく場合は、イスに座って行うとよい

中腰スクワット

腎臓リハビリ準備体操④

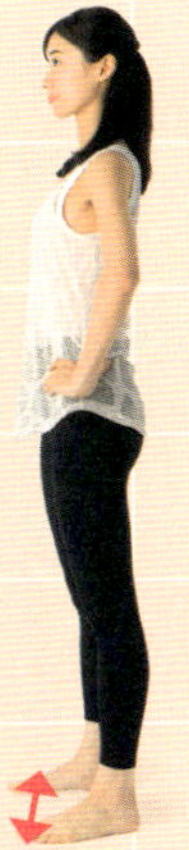

1 両手を腰に当て、足は肩幅に開いて立つ。つま先はやや外側に向ける

両足は肩幅に開く

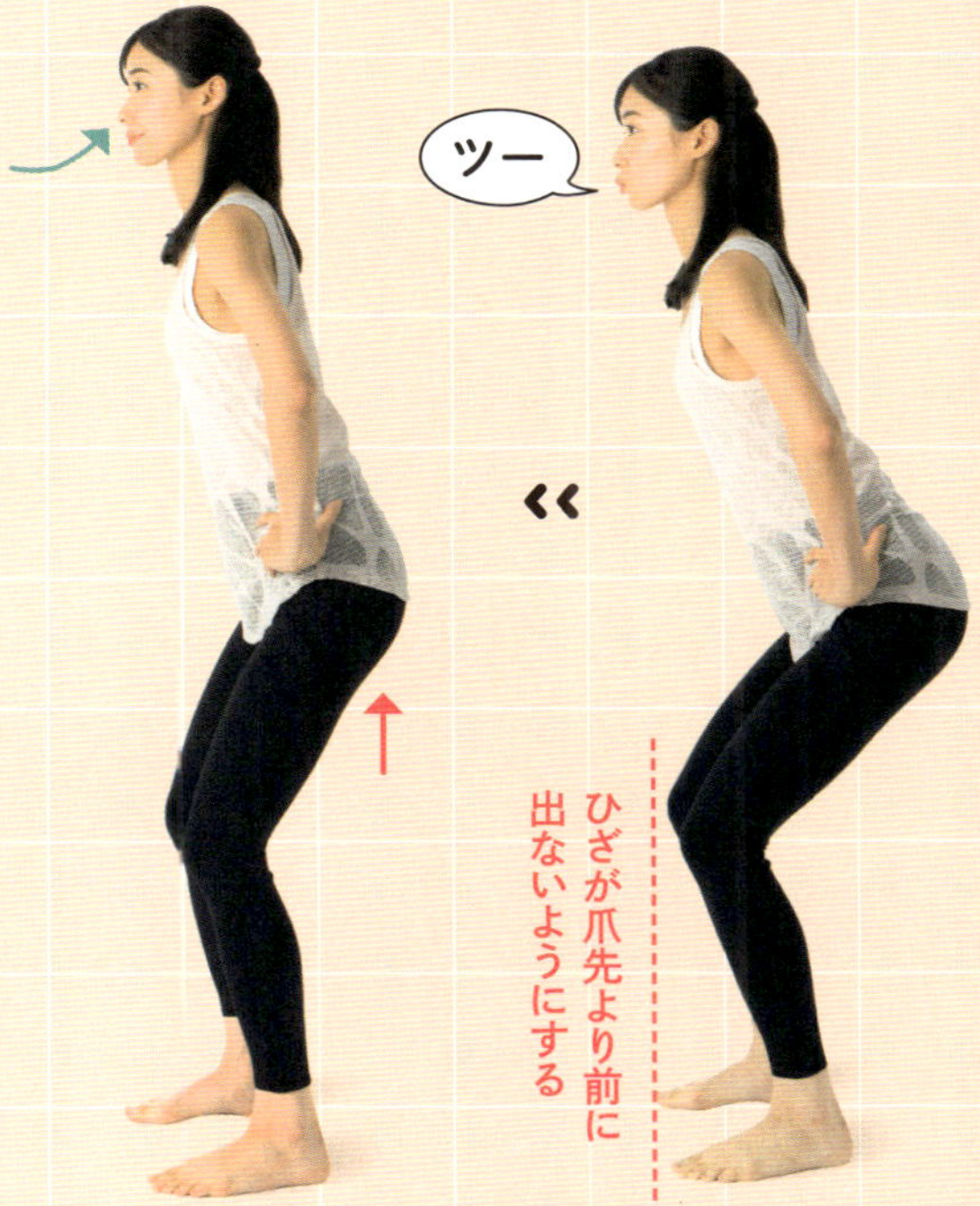

ひざが爪先より前に出ないようにする

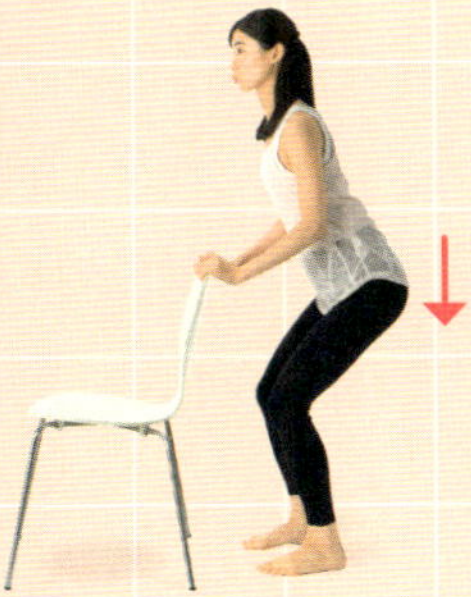

3 鼻からゆっくり息を吸いながら、5秒かけて①の姿勢に戻る

2 「ツー」と言いながら口から細く息を吐きつつ、5秒かけてゆっくりひざを曲げて、腰を落とす。無理をせず、中腰までの姿勢でよい

1～3を3回繰り返す。
以上を1セットとして、1日3セット行う

＊運動中は息継ぎをして、途中で息を止めない
＊ふらつきやすい人は、イスの背や手すりにつかまって行う
＊ひざがつま先より前に出ないように注意する

腎臓リハビリ・ウォーキングの頻度と時間

続いて、腎臓リハビリ・ウォーキングのやり方です。

有酸素運動には、ウォーキング、ジョギング、ランニング、サイクリング、エアロビクス、水泳など、さまざまなものがあります。このうち、最も手軽にできるのがウォーキングでしょう。

ウォーキングを、FITTに当てはめて考えてみましょう。

・ウォーキングにはどれくらいの強度が求められるのか

F（頻度）：週に3〜5回

I（強度）：自分の主観（ボルグスケール）で、12（楽にできるとややきついの間）〜13（ややきつい）の間

T（時間）：1日20〜60分

T（種類）：ウォーキング

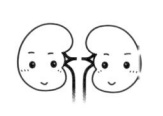

まず、ウォーキングの「頻度」と「時間」について解説しましょう。

大事なのは、継続することです。休日だけ、長時間の運動を行うのはあまり効果的ではありません。

週に3～5回の頻度で行うことが勧められます。週に5回行える場合には、週3回のときよりも1日の運動時間は短くてかまいません。

運動時間は、通常、週単位の総計で考え、それを一つの目安と考えます。

例えば、1日50分×週3回なら、週で総計150分。これが、1日30分×週5回、総計150分と同じと考えます。

ただ、これまで運動習慣のなかった人は、いきなり30分も歩けないかもしれません。そんな場合には、1日の運動を小分けにして考えましょう。1日に5～10分程度のウォーキングを何回か行い、例えば総計が20～60分になればいいとします。

慢性腎臓病の場合には、あくまでもご自身の体に負担とならないことに重きを置いて運動を始めてください。

運動を始める際には、主治医に相談して了解を得てから行いましょう。

主治医に相談したうえで、適切な運動量を前もって決めておくと、より安全に行うことができます。

腎臓リハビリ・ウォーキングの運動強度

ウォーキングでは、「歩く速さ」も重要です。

隣の人と会話もできないような速さで歩くのは勧められません。体に負荷がかかり過ぎていることになり、健康的ではない歩き方です。

その一方、ゆっくり過ぎてもいけません。

息が少しだけ弾む程度で、軽く汗ばむくらいで歩きましょう（心拍数が安静時より20～30回増加するのが目安）。

運動の強さを決める目安の一つとして、先に上げた「ボルグスケール」という指標があります。これは、スウェーデンの心理学者ボルグによって考案されたものです。

運動を行う本人がどの程度の「きつさ」を感じているか、本人の主観的な判断で運動を測定します。

ボルグスケールは、20段階に分けられます。

腎臓リハビリの場合、12「楽にできるとややきついの間」～13「ややきつい」の間で行うことが勧められます。

もう一つ、運動強度を知るための手がかりとなるのが、心拍数です。強い運動を行えばそれだけ心拍数が跳ね上がりますし、弱い運動ならばそれほど変わりありません。

1分間の脈拍を確認し、それを運動強度の目安とすることができます。心拍数の測り方も紹介しておきましょう。

・心拍数の測り方

人差し指、中指、薬指の3本の指を、手首の親指側に当てて（橈骨動脈が走る部分）、10秒間の脈拍数を数える。10秒間の脈拍数を6倍（10秒間の脈拍数×6）にする。

脈拍数の測り方にも、いろいろなパターンがあります。私自身が患者さんにお勧めしているのは、10秒測ってから、それを6倍にする方法です。

脈を取るコツは、脈を取り始めた1拍目から、秒数を測り始めること。すると、わりに正確に測ることができるはずです。

ウォーキング中の心拍数を測るには、少なくとも3分ほどウォーキングをしたのち、立ち止まってすぐ測るようにしましょう。

歩き始めはウォーキングの運動負荷が体に反映されていません。このため、その運動を行っているときの心拍数が正しく測れない恐れがあるからです。

3分くらい同じ負荷の運動を続けると、その運動中の血圧、脈拍が落ち着いてくるので、そのタイミングで測るのがいいでしょう。

こうして測った心拍数が、推定最大心拍数（220から年齢を引いたもの）の60％くらいになるのが理想的です。

60歳でしたら、（220－60）×0・6＝96拍／分となります。

なお、アップルウォッチをはじめとする最近のスマートウォッチには、心拍数を測る機能が付いているものも多くなっています。そうした時計の機能を利用してもいいでしょう。

体が慣れてきたら、歩く時間や歩く回数を徐々に増やしていきましょう。

ただし、慣れてきたとしても、歩くスピードをやみくもに上げたり、険しい坂道をコースに取り入れたりすることは避けてください。運動強度が上がり、腎臓によけいな負担をかける恐れがあります。

もう少し負荷を上げたいという場合には、運動時間や運動の頻度を増やしていくようにしましょう。

また、登山などの「ややきつい」運動をする際には、主治医に念のため相談するようにしてください。

腎臓リハビリ・ウォーキングの歩き方

歩き方で、以下のように押さえておきたいポイントがいくつかあります。

・腎臓リハビリ・ウォーキングのやり方

①大股で速足で歩く
②背筋を伸ばし、肩の力を抜く
③ひじを曲げて腕を大きく振る
④あごを引いて視線は遠くに

腎臓リハビリ・ウォーキングのやり方

歩き方で、以下のように押さえておきたいポイントがいくつかあります

腎臓リハビリ・ウォーキングのやり方

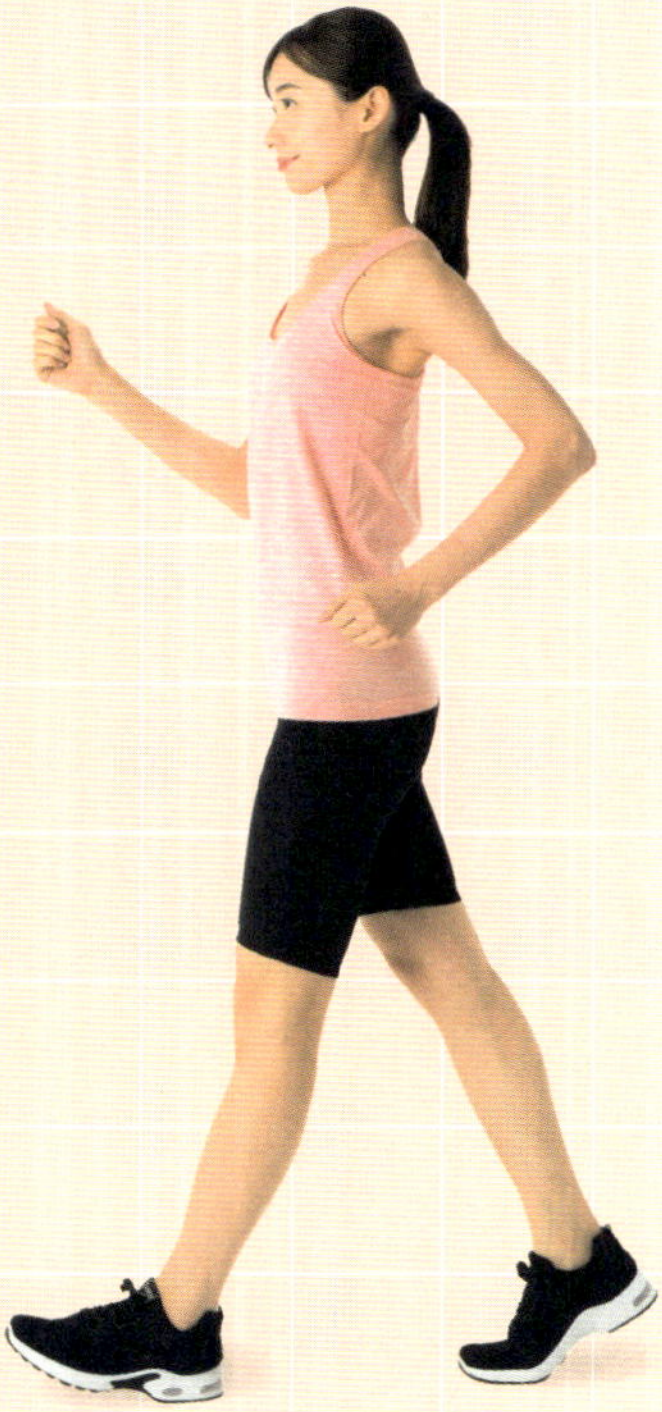

1 大股で速足で歩く

2 背筋を伸ばし、肩の力を抜く

3 ひじを曲げて腕を大きく振る

4 あごを引いて視線は遠くに

目標　週3 ～ 5回。1回につき20 ～ 60分

＊1分間の心拍数が安静時より20～30回増える程度の強度がよい

＊こまめな水分補給を欠かさない

例えば、「ねこ背になっている」「歩幅が狭い」「下を向いている」「腕の振りが小さい」といった歩き方はよくありません。

理想の歩き方は、これらの例とは逆なのです。背筋を伸ばし、腕をよく振って、視線は遠くに置きながら、大股で速足で歩く。

このなかで特に大事なのは、大股で歩くことです。

大きく歩幅を取って足を踏み出せば、自然に背筋が伸び、視線は遠くに、腕も次第に振れるようになってきます。ねこ背になるようなことはありません。

大股で歩こうと意識し、それを実践していけば、悪い姿勢が自然に修正されてくるでしょう。

腎臓リハビリ筋トレの効果とは？

腎臓リハビリ筋トレとしては、次の5つを取り上げます。

・腎臓リハビリ筋トレ

①壁押し

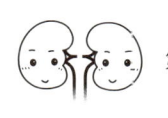

②スクワット（ハードモード）
③ひざ胸突き
④ヒップリフト
⑤片足立ち

①の「壁押し」は、通常の腕立て伏せの強度を下げたものです。
高齢者やこれまで運動習慣がなかった人が、通常の腕立て伏せをしても、1回もできないこともあるでしょう。

1回行うだけでも負担が大き過ぎたり、毎日続けられなかったりするのでは意味がありません。

腕力のない人にも簡単にできる壁押しから始め、徐々に鍛えていくことをお勧めします。

この壁押しでは、腕の筋肉（上腕三頭筋）や胸の筋肉（大胸筋）などが鍛えられます。

「スクワット（ハードモード）」は、最も代表的な筋トレで、体内で最も大きな筋肉の

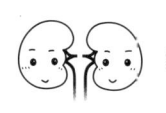

一つを集中して鍛えられます。

腎臓リハビリ準備体操でも「中腰スクワット」を行いましたが、ここではさらに腰を落として運動強度を上げて行いましょう。

お尻の筋肉（大臀筋《だいでんきん》）や、太ももの前側の筋肉（大腿四頭筋《だいたいしとうきん》）、太ももの裏（ハムストリングス）、ふくらはぎ（ひふく筋・ヒラメ筋）など、下半身を中心に非常に多くの筋肉が鍛えられます。

下半身だけではなく、背中の筋肉（脊柱起立筋《せきちゅうきりつきん》）など、上半身の筋肉を鍛える効果もあります。

スクワットは、できるだけ正しいフォームで行うことが肝腎です。正しいフォームで行わないと、効果的に筋肉を鍛えられません。

気をつけたいのは、腰を落としたとき、ひざがつま先よりも前に出ないこと。ひざがつま先よりも前に出ると、ひざに余計な負担がかかり、痛める原因になります。

鏡などでフォームを確認しながら、スクワットをしましょう。

「ひざ胸突き」は、腹筋を鍛える筋トレです。

特におなかの中央の腹直筋の、一般に鍛えにくいとされる腹直筋下部を鍛えられるという特徴があります。

これによって、下腹の出っ張りをへこます効果も期待できるでしょう。

「ヒップリフト」は、主に、お尻の筋肉（大臀筋）や、背中の筋肉（脊柱起立筋）などが鍛えられます。

合わせて、体幹をしっかりさせる効果も期待できます。

「片足立ち」は、「ダイナミック・フラミンゴ」とも呼ばれます。

足や背中などの多くの筋肉とともに、骨が鍛えられるところに特長があります。

この姿勢で1分立っていると、53分歩いたのと同じ効果があるとされています。

体のバランスを取る訓練にもなり、高齢者にとっては、転倒予防や骨粗鬆症《こつそしょうしょう》予防の効果も期待できます。

続いて、それぞれのやり方を説明しましょう。

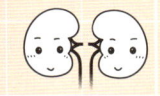

腎臓リハビリ筋トレのやり方

壁押し 腕

腎臓リハビリ筋トレ①

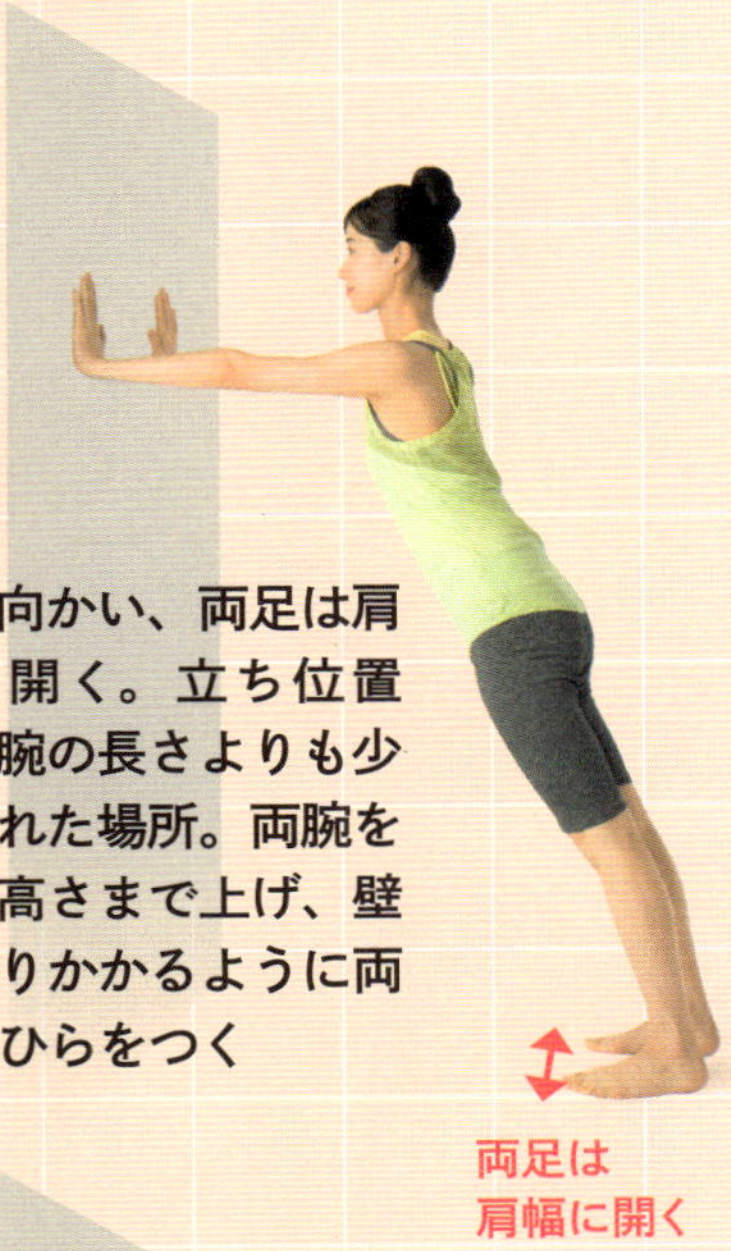

1

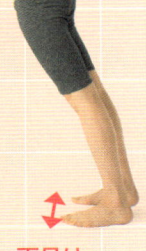

壁に向かい、両足は肩幅に開く。立ち位置は、腕の長さよりも少し離れた場所。両腕を肩の高さまで上げ、壁に寄りかかるように両手のひらをつく

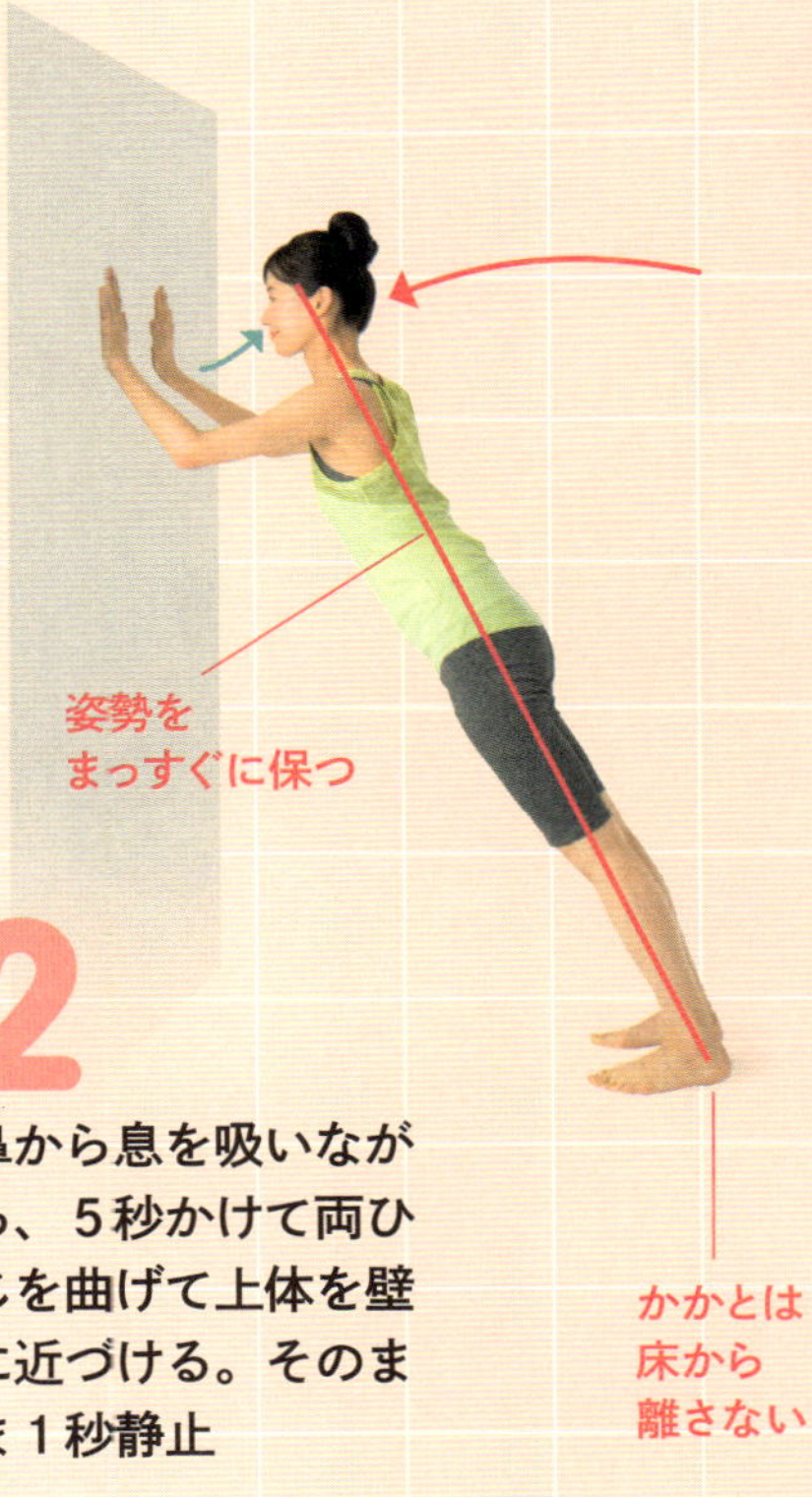

2

鼻から息を吸いながら、５秒かけて両ひじを曲げて上体を壁に近づける。そのまま１秒静止

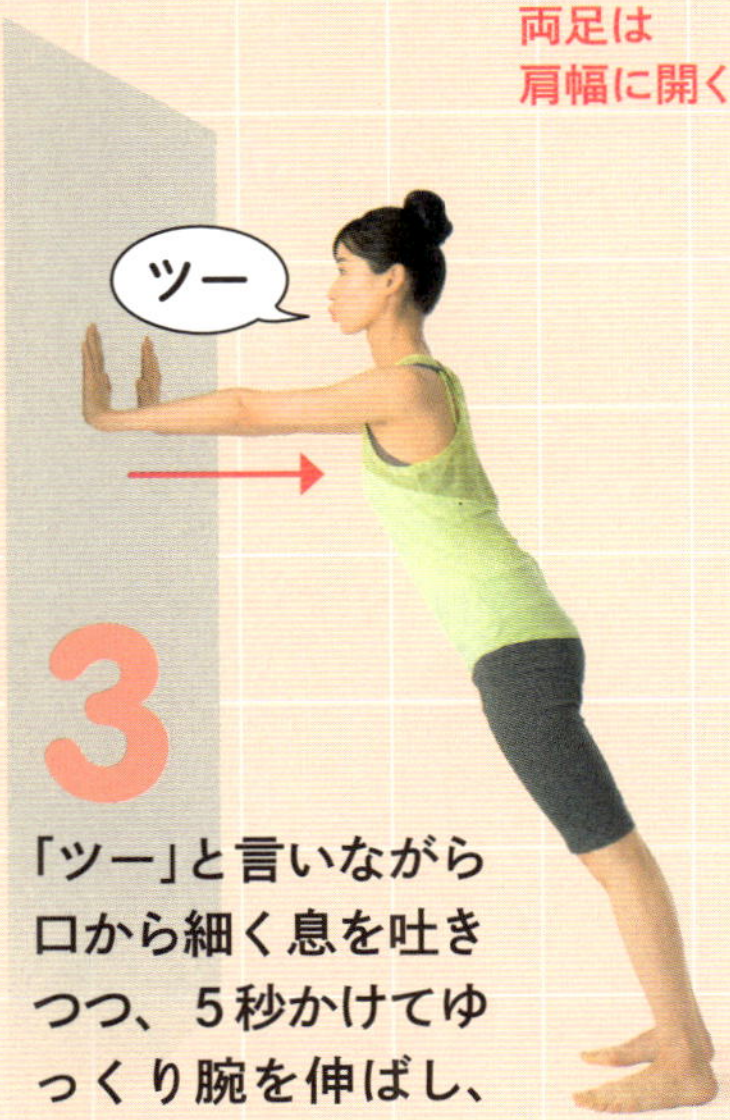

3

「ツー」と言いながら口から細く息を吐きつつ、５秒かけてゆっくり腕を伸ばし、１の姿勢に戻る

1～3を5回繰り返す。
これを1セットとして、
1日3セット行う

太もも

スクワット（ハードモード）

腎臓リハビリ筋トレ②

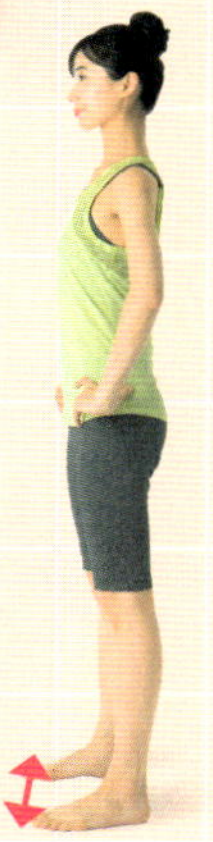

1 両手を腰に当て、足は肩幅に開いて立つ。つま先はやや外側に向ける

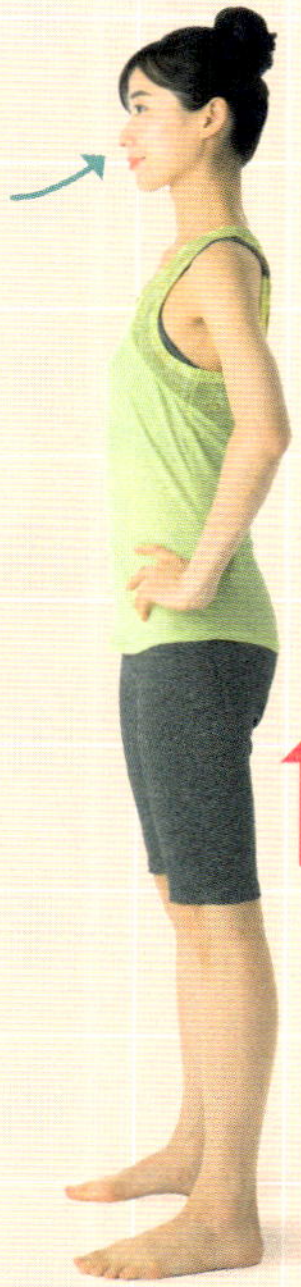

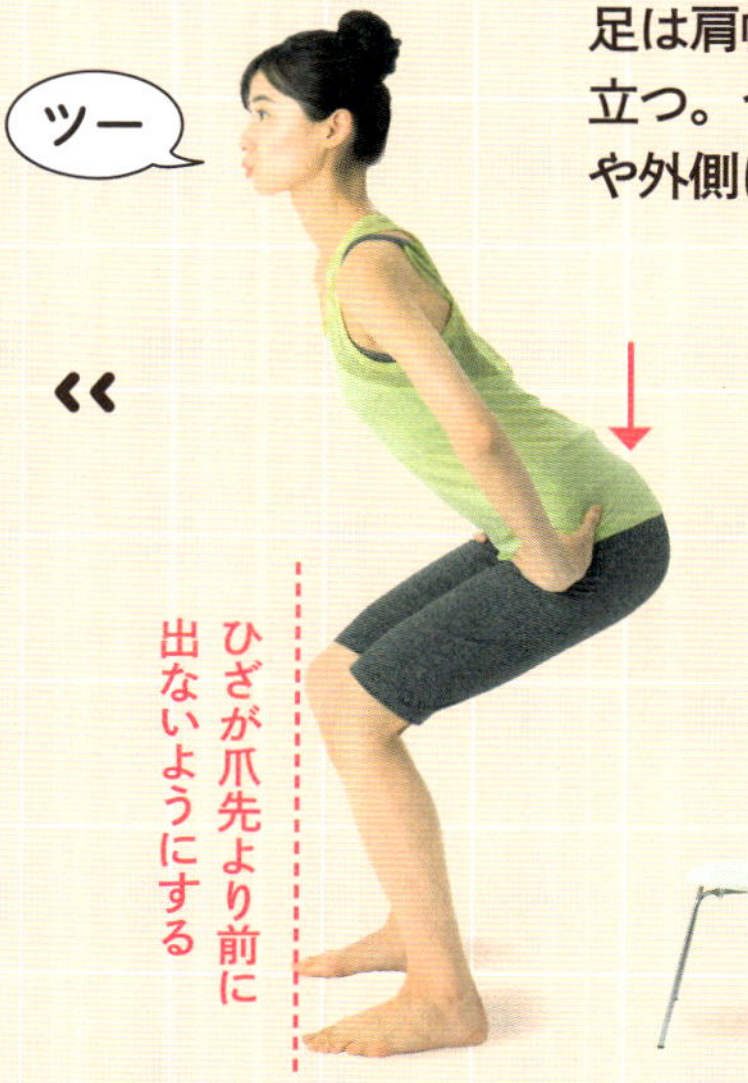

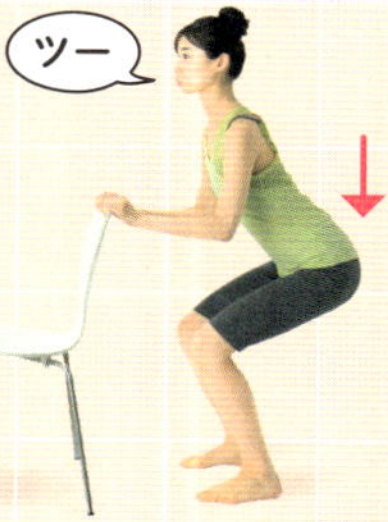

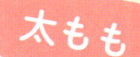

3 鼻からゆっくり息を吸いながら、5秒かけて1の姿勢に戻る

2 「ツー」と言いながら口から細く息を吐きつつ、5秒かけてゆっくりひざを曲げて、腰を落とす。可能な限り、腰を落とすことを心掛ける

1～3を3回繰り返す。
以上を1セットとして、1日3セット行う

＊運動中は息継ぎをして、途中で息を止めない
＊ふらつきやすい人は、イスの背や手すりにつかまって行う
＊ひざがつま先より前に出ないように注意する

おなか

ひざ胸突き

腎臓リハビリ筋トレ③

1

床に座って両足を肩幅に開いて前に伸ばす。両手を腰よりも少し後方に置き、腕を支えにして上半身をやや後方に倒す

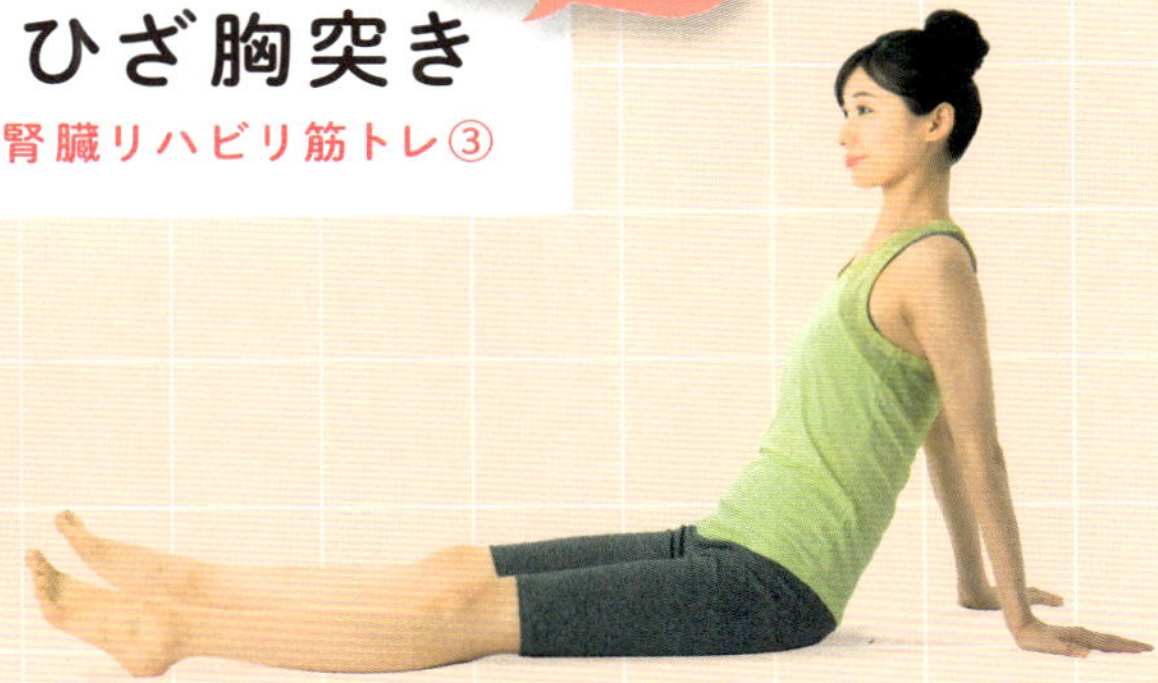

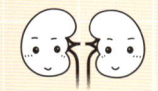

2

左足を5㎝浮かせる。「ツー」と言いながら口から細く息を吐きつつ、5秒かけて左ひざをゆっくり折り曲げて胸に近づける。1秒間静止

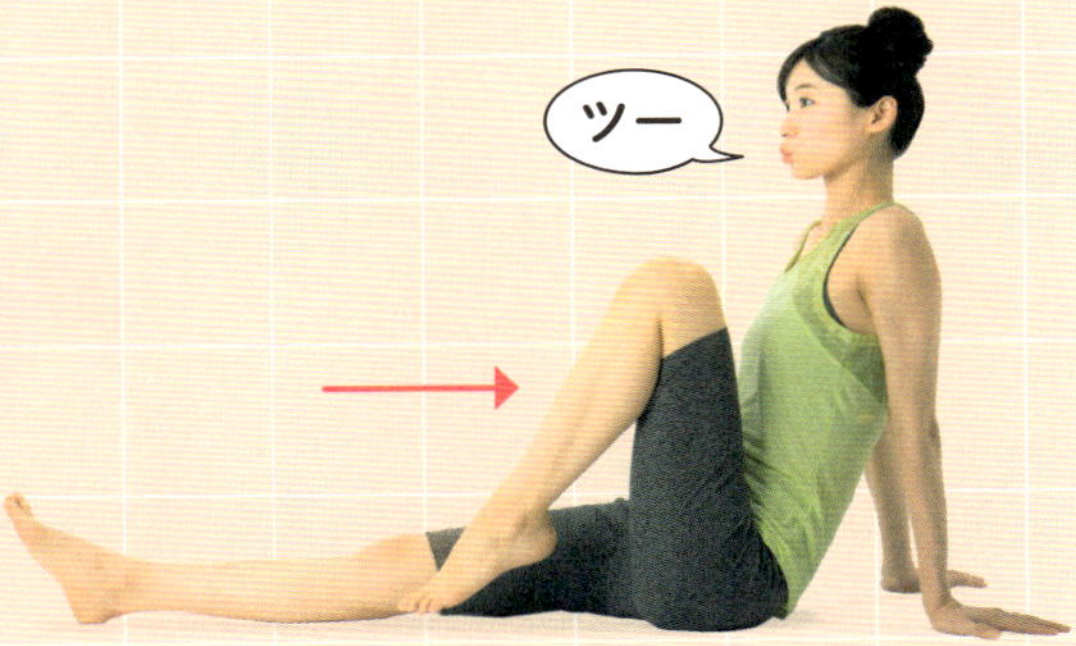

3

鼻から息を吸いながら、5秒かけてゆっくり左足を伸ばしたら下に置く

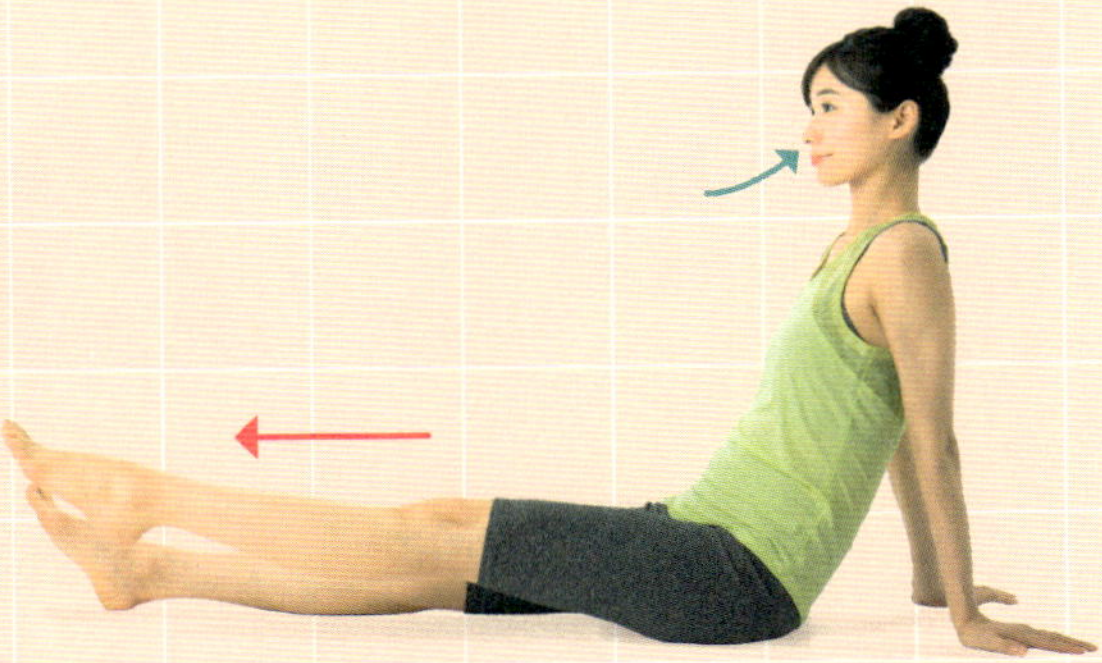

1～3を5回繰り返す。
以上を1セットとして、1日3セット行う

＊おなかを意識しながら、足の動作を行う

お尻

ヒップリフト

腎臓リハビリ筋トレ④

1

あおむけになり、両足を肩幅に開き、両ひざを立てる。両手は体のわきに置く

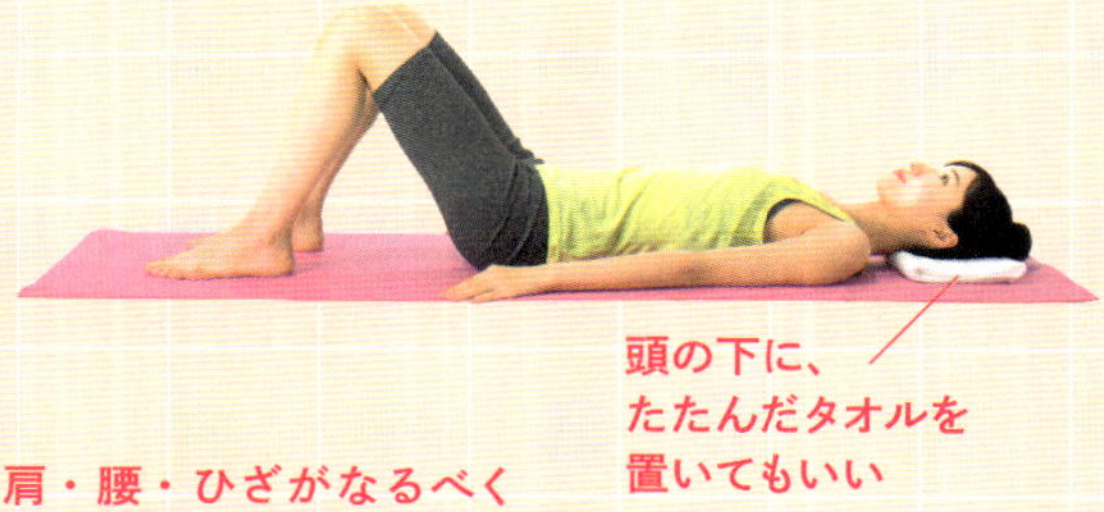
頭の下に、
たたんだタオルを
置いてもいい

2

「ツー」と言いながら口から細く息を吐きつつ、5秒かけてお尻をゆっくり持ち上げる。その姿勢のまま息継ぎをしながら10秒静止する

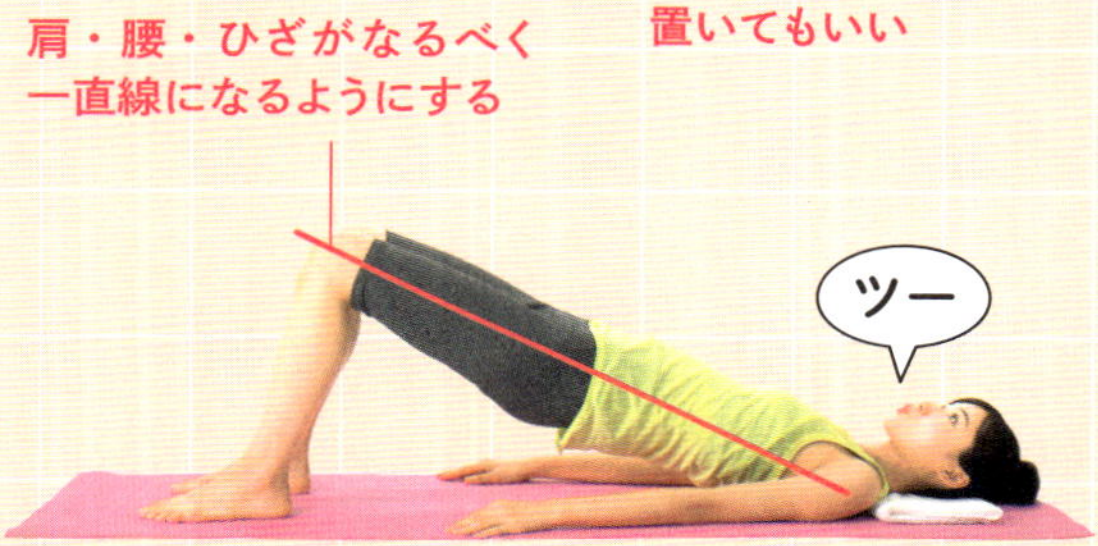
肩・腰・ひざがなるべく
一直線になるようにする
ツー

3

鼻から息を吸いながら5秒かけて、お尻をゆっくり下ろす

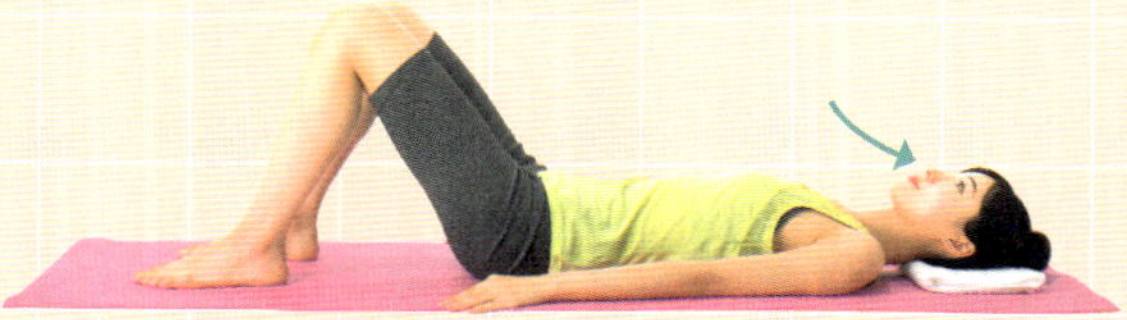

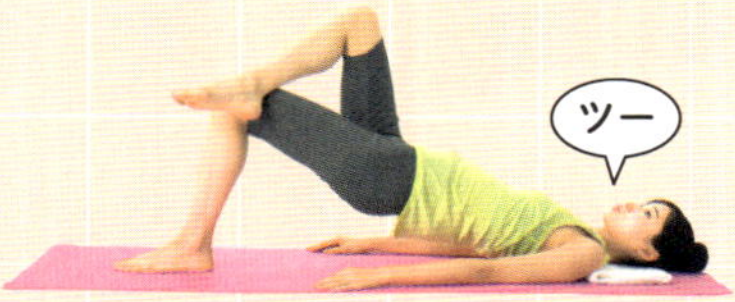

2、3を3回繰り返す。
以上を1セットとして、
1日3セット行う

＊太ももには力を入れず、お尻に力を入れて腰を引き上げるとよい
＊慣れてきたら、足を組むとより付加が大きくなるため、効果も高まる

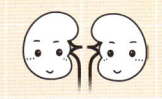

全体のバランス

片足立ち

腎臓リハビリ筋トレ⑤

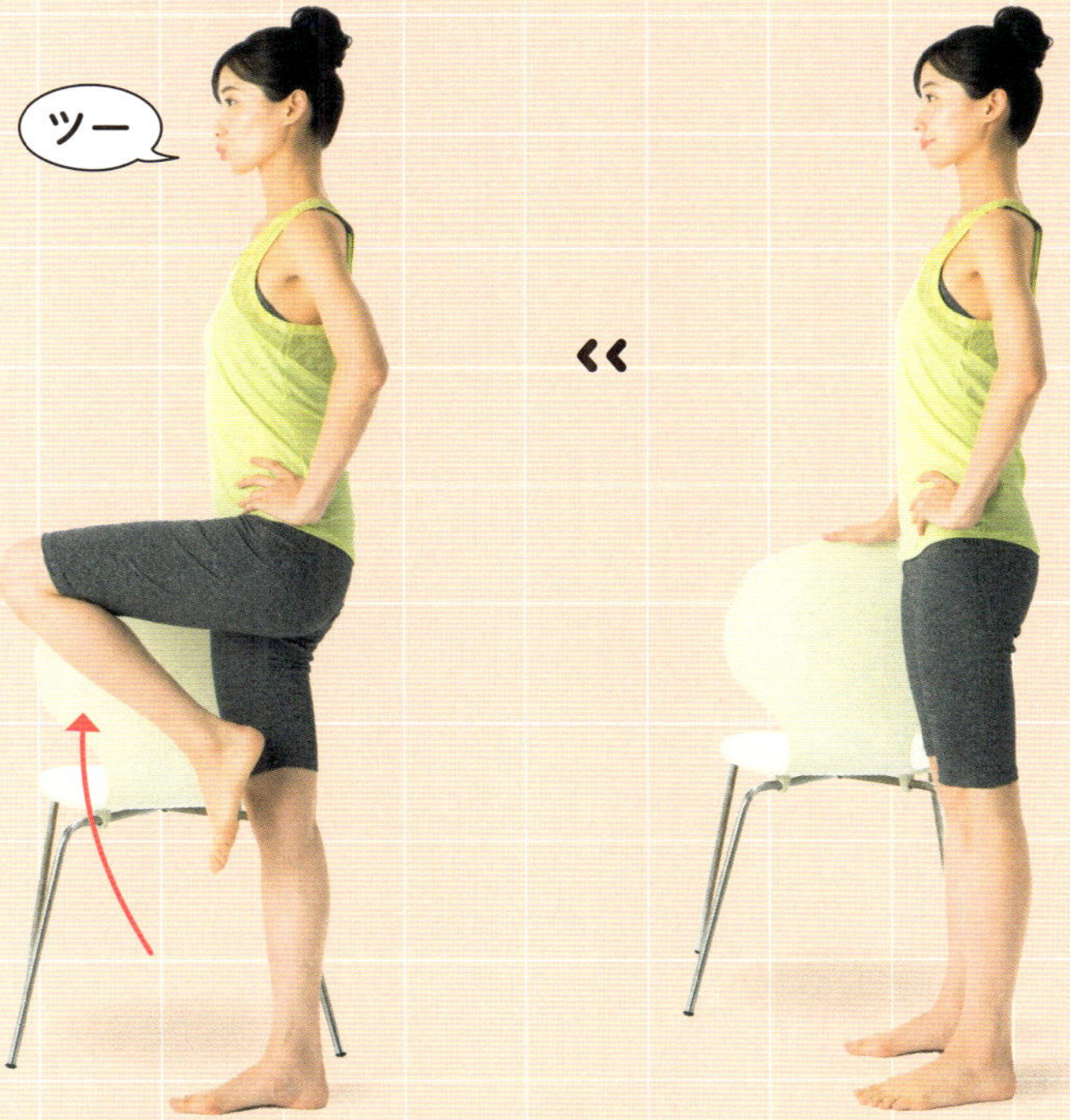

1 イスの背や手すりにつかまり、両足を肩幅に開いて立つ

2 呼吸を止めないよう「ツー」と言いながら、左足の太ももが床と平行になるくらい上げ、１分間キープする。右足も同様に行う

以上を1セットとして、1日3セット行う

＊呼吸は自然に続けながら行う

腎臓リハビリ・1週間のベーシックプラン

腎臓リハビリのウォーキングと筋トレを始める際の、1週間のベーシックプランをここで考えてみましょう。

事前に決めておきたいのは、週単位で行う筋トレの選別です。

筋トレは、各やり方の項目で、［腕］［太もも］［おなか］［お尻］［全体のバランス］の5種目に分類してあります。

このうち、1週間で全部を行わなくてもかまいません。最初は、5つのうちから、3つを選んで行うといいでしょう。

ただし、［太もも］と［全体のバランス］は重要なため、3つのうち、どちらかは最低一つ入れてください。その両方を選んでもかまいません。

残りは、自分が弱いと感じている部位、強化したい部位を選択してください。

筋トレは、同じものを2日続けて行わないことが原則です。

同じ部位を毎日鍛え続けても、筋肉強化の効果はそれほど期待できません。

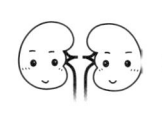

強度の高いトレーニングをすると、筋肉がダメージを受けます。その修復に、およそ2日（48時間）の休息が必要です。

筋トレにより筋肉にダメージが与えられたのち、そこから回復していく段階で、筋肉中の筋繊維自体が太くなり筋力がアップしていきます。

これが、筋肉が強くなるメカニズムです。

休息を経て、筋肉が修復してきたタイミングで次のトレーニングを行います。

これを繰り返し、ダメージからの回復が重ねられ、筋力や筋量がアップするのです。

筋肉強化にはこのようなコツがあるため、同じ部位の筋肉を鍛える筋トレは、週に2～3回程度に留めておくほうがいいでしょう。

ただし、部位が違えば、同じ日に行っても、翌日に続けて行ってもかまいません。

例えば、太ももを鍛えるスクワットと、腕を鍛える壁押しは、同じ日にやって問題ありませんし、スクワットの翌日に壁押しを行ってもいいのです。

また、有酸素運動であるウォーキングは、いずれの筋トレと同日に行っても問題ありません。

例えば、筋トレ5種目のうち、スクワットと片足立ち、ヒップリフトの3つを選んだとしましょう。

1週間のベーシックプランを、次のように組んでみます。

・腎臓リハビリ運動・1週間のベーシックプラン

月　ウォーキング　スクワット［太もも］
火　ウォーキング　片足立ち［全体バランス］
水　ヒップリフト［お尻］
木　ウォーキング
金　スクワット［太もも］
土　ウォーキング　片足立ち［全体バランス］
日　ウォーキング　ヒップリフト［お尻］

ご自分の仕事や生活のスケジュールに合わせて、続けやすい運動プランを考えてみましょう。

腎臓リハビリは、習慣化して続けることが最も大事です。

無理なく続けられる回数から始め、慣れたら、徐々に増やすことをお勧めします。

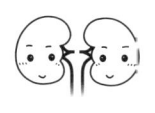

腎臓リハビリ禁止の対象者は？

腎臓リハビリをお勧めできない人もいます。

生活習慣病の数値が以下のように悪化している人は、運動は控えたほうがよいでしょう。

・運動を控えるべき人の数値

高血圧で、最大血圧が１８０㎜Hg以上の人

糖尿病で空腹時血糖値が２５０mg／dℓの人

これらの該当者は、まず薬物療法や食事療法によって、数値を下げることを目指してください。

そのほか、腎臓リハビリができない症状がいくつかあります。次の症状を持つ人です。

・腎臓リハビリを禁止する症状

急性腎炎の人

心不全や狭心症などの心臓病で、症状が安定していない人
慢性腎臓病で、最近、急に腎機能が低下している人

心不全や狭心症などの心臓病の人は、場合によっては運動が負担となることがあります。運動を始める際には必ず主治医と相談しましょう。

急性腎炎や慢性腎臓病でも、急に腎機能が低下している人については、まずその腎臓の急激な機能低下の原因を探ることが先決です。

ネフローゼ症候群（重度の尿たんぱくが出て、むくみが出る症状）や慢性糸球体腎炎の人は、かつては「安静第一」とされてきました。

しかし、今の「腎臓リハビリテーションガイドライン」では、症状が安定している人ならば、運動は制限しないでよいとされています。

運動のがんばり過ぎには要注意！

運動をする際の一般的な注意点は、次のようになります。

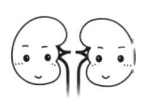

運動の一般的注意点

・寝不足、体がなんとなくだるい、雨が降っているなど、体調や天候の条件が整わないときには無理して行わない

・朝、目覚めて直後の時間帯や、空腹時、食事の直後などの運動は避ける（食後なら1〜2時間経ってから）

・夏の暑い時期は脱水に注意し、水分補給をしっかりと行い、涼しい時間帯を選んで行う

・冬の寒い時期は防寒対策（手袋、耳当て、マスクなど）を心がけ、暖かい午後の時間帯に行う

・毎朝、体重、血圧を計測しておく。数値に異常な変化があったら運動をやめ、主治医に相談する

・1週間で1・5kg以上の体重の増加があった場合（心不全悪化の兆候・もしくは現在の運動が高負荷）には主治医に相談する

・血圧が前日より大幅に高い、もしくは低過ぎるときには運動をしない

また、運動中、次のような症状が出たら、ウォーキングも筋トレもただちに中止し

てください。

・こんな症状が出たら、ただちに運動を中止する

胸痛、呼吸困難、めまい、ふらつき、多量の発汗などが生じたとき

動悸、頻脈、徐脈、失神などの不整脈の症状が出たとき

運動中、もしくは運動後に、脈が前日より10回以上増えている（心不全の疑い）

オーバーワークにも注意する必要があります。

がんばり過ぎている人の兆候は、以下になります。

・がんばり過ぎている人の兆候

いつもやっている運動がきついと感じる（ボルグスケール15以上）

運動はあくまでも、次の日の朝まで疲れを持ちこさないのが原則

翌朝に「疲労が残る」「体がだるい」ようならば、前日の運動負荷が高過ぎるということです。強さや量を控える必要があります。

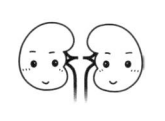

では、さっそくウォーキングや筋トレを始めてみましょう。

「運動日誌」を付けてみよう

腎臓リハビリを始めたら、毎日、体調と運動の記録を取ることをお勧めします。記録を取っておくと、自分がどれくらいの運動をしたか、その効果はどのように現れてきたかなどがわかります。

本書には、巻末の198ページに「運動日誌」を掲載しています。朝の体重や起床時の血圧、心拍数、1日の歩数などが書き込めるようになっていますので、コピーして使うといいでしょう。

運動日誌を付けるようになったら、2週間ごとに記録を見直すようにしましょう。その際に、気を付けて確認すべきポイントは以下です。

・「運動日誌」で2週間ごとにチェックすべきポイント

血圧・体重の変化

1日に歩く歩数の伸び体調の変化

主治医と会う際にこの日誌を持っていけば、診断の貴重な材料となります。主治医も具体的なデータを見て、より適切なアドバイスができるでしょう。

2週間単位で日誌を振り返った際、体重が減ったり、血圧が下がってきたりしていないでしょうか。

そのような結果が出ているならば、それは運動習慣がうまく機能している証です。体に負荷がかかり過ぎないように注意しながら、歩数を少し増やしたり、筋トレの種類を増やしたりし、変化をつけていきましょう。

2週間経っても、「なんの変化も現れない」、あるいは「数値が悪化した」といった場合には、ご自分の運動スケジュールを改めて見直してください。

運動強度が足りなかったり、反対にオーバーワークだったりするのかもしれません。体調が今一つ優れないのならば、主治医に相談する必要があるでしょう。

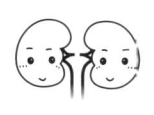

人工透析中の人はどうすればよいか？

加齢によって、筋肉量や筋力、体力が次第に低下していきます。

人工透析を受ける患者さんは、同じ年代の健常者に比べると、体力、筋力がより落ちた状態だと思います。過去の調査では、体力の指標となる最高酸素摂取量が、同年代の健常人に比べ、60％まで低下していたというデータもあります。

しかも、人工透析を受けていると、その治療にかなりの時間を取られます。このため、運動時間を確保するのが難しいという人も多いものです。

また、運動そのものをしんどく感じる人も、多くいることでしょう。

人工透析のある日は、体内に老廃物が蓄積しており、体のだるさがピークに達している人が多くいます。人工透析後も疲弊感が強く、運動は無理と感じる人もいることでしょう。

人工透析を続けているうちに、サルコペニアやフレイルを併発し、自分の足で歩けなくなる人も珍しくありません。

こうした状況を変えるために、腎臓リハビリが大きな役割を果たしています。

人工透析中の運動療法（ペダルこぎなど）は、4～6時間かかる透析の前半に行うことが原則です。

人工透析直後の運動は禁じられています。

人工透析を受ける日にかなり疲れてしまう人は、透析を受ける日以外に、ウォーキングや筋トレをする日を作りましょう。

運動の内容は、保存期の人と同様のメニュー（回数・時間）でかまいません。原則は、「無理をしない」「息の上がるような運動はしない」ことです。

運動を続けて体力に自信がついてきたら、人工透析を受ける日にも、筋トレなどの運動を行ってもいいでしょう。

先に紹介しましたが、人工透析中の患者さんが運動療法を行うことで、体力の指標である最高酸素摂取量が25％も増えたという報告もあります。

運動を行うことで、体内により多くの酸素を取り込めば、それが心臓も助けます。心臓の機能が高まり、人工透析の効率がよくなると、患者さんの負担が減ります。

このようにして人工透析中に運動療法を行うことで、成果を上げている透析施設が全国に生まれているのです。

第4章

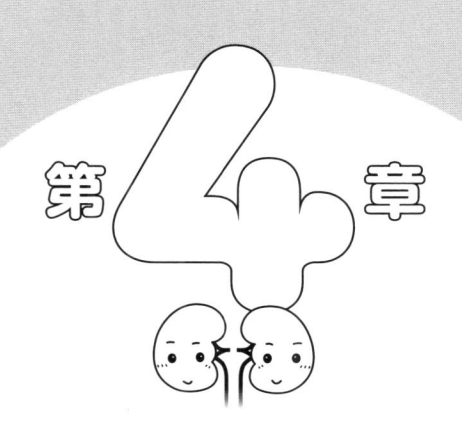

腎臓を強くする新しい食べ方

腎臓を強くする食事の4つのポイント

腎臓リハビリでは、食事療法は重要な柱の一つです。

運動を続けていても、食事に配慮しなかったら、いい結果は生まれません。食事をきちんと摂っていても運動をしていなければ、やはり不充分です。

腎臓リハビリのセルフケアの両輪として、運動も、食事も、充実させていく必要があります。

腎臓病の食事療法というと、「アレを食べてはダメ、コレもダメ」といった厳しい食事制限を思い浮かべる人も多いことでしょう。

しかし、食事制限をまじめにやり過ぎることも考え物です。

それで、かえって食が細くなれば、栄養が足りなくなり、体重が落ちていきます。体重の低下と共に筋肉量も低下しますので、これは高齢者にとっては非常に危険な状態です。

そのため、高齢者の食事療法においては、きちんと食べ、必要量の栄養とエネルギーを確保することを第一に考えましょう。

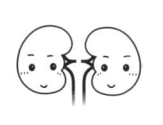

それを踏まえて、慢性腎臓病の人は、以下の4つのポイントを押さえて食事を摂ってください。

・慢性腎臓病の食事療法・4つのポイント

①たんぱく質制限の新しい考え方（たんぱく質制限対策）
②減塩がやはり基本（高血圧対策）
③糖質は控えめに（糖尿病対策）
④リンの過剰摂取に注意（リン対策）

この4つのポイントについて、それぞれ解説していきましょう。

「摂り過ぎ」も「減らし過ぎ」もダメ
―たんぱく質の制限対策①

「腎臓が悪くなったら、たんぱく質を制限する」

これは、多くの人にとって常識かもしれません。しかし、医学研究の進展によって、この常識にも修正が加わりました。

確かにたんぱく質を摂り過ぎれば、腎臓の大きな負担となります。

たんぱく質が体内で代謝される際に老廃物を出します。これが血中尿素窒素（ＢＵＮ）です。

たんぱく質を大量に摂取すると、ＢＵＮが過剰となり、その排出のために腎臓の糸球体に負担をかけ、腎機能の低下が引き起こされます。

このため、腎機能がある程度低下してきたら、糸球体への負担を減らすために、たんぱく質の摂取を制限する必要が生じます。

ただその一方で、たんぱく質の摂取を極端に制限してしまうのも危険です。「アレを食べてはダメ、コレもダメ」と食事制限を厳格に進めた結果、食が細り、食事量が減ってしまうと、エネルギー摂取量が足りなくなります。

すると、体は自分の筋肉を分解して、エネルギー不足を補おうとするのです。筋肉というたんぱく質をエネルギー源として用い、不足分を補います（これを「異化作用」と言います）。

こうして、結局、ＢＵＮが増えてたんぱく質を食べたのと同じ現象が体内で起こるうえ、自分の筋肉が減っていきます。

エネルギー不足から筋肉が減っていけば、高齢者ならば短期間のうちに運動機能が急激に低下し、容易にサルコペニアやフレイルに陥る可能性が高まります。サルコペニアやフレイルになれば、認知症の発症や寝たきりになる要介護状態がすぐそこまで迫っていることになるのです。

たんぱく質は、単純に減らせばいいものではありません。摂り過ぎも、減らし過ぎもいけないのです。

摂取量の基準を知ろう―たんぱく質の制限対策②

それでは、たんぱく質はどの程度を摂取すればよいのでしょうか。

腎機能値でいえば、ステージG1とステージG2の人は、たんぱく質の摂り過ぎだけに注意をすれば、普通に摂っていいでしょう。

ステージG3a以降の人は、次のような基準（単位はg／kg　BW／日）になっています。

・たんぱく質の摂取量の基準

ステージG1・ステージG2　摂り過ぎに注意する

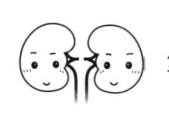

ステージG３a　　標準体重１kg当たり　０・８〜１・０
ステージG３b　　標準体重１kg当たり　０・６〜０・８
ステージG４　　標準体重１kg当たり　０・６〜０・８
ステージG５　　標準体重１kg当たり　０・６〜０・８

標準体重は、身長（m）×身長（m）×22で計算します。

例えば、１６５cmの人であれば、「1・65×1・65×22＝59・８９５」で、標準体重は約60kgです。

最新の基準でも、G３a以降の人は、たんぱく質制限をする必要がありますが、最近では、その制限範囲のうちで、いちばんゆるい上限の値でよいと考えられるようになりました。

例えば、G３aの人で、標準体重が60kgであれば、１日に摂取できるたんぱく質の目安が、48〜60g（60×０・８＝48、60×1・０＝60）。いちばんゆるい値でよいので、60ｇまでたんぱく質を摂ってよいということになります。

また、高齢でサルコペニアがある人などは、たんぱく質不足が懸念されるので、基準量よりも、もう少し摂ってよいとされています。

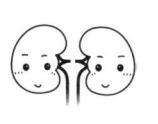

サルコペニアのある人の緩和された上限値は、以下です。

・サルコペニアのある人のたんぱく質の摂取量の基準

ステージG1〜G2　過剰な摂取を避ける
ステージG3a〜3b　標準体重当たり1・3
ステージG4〜G5　標準体重当たり0・8

1日の摂取エネルギーを確認しよう ―たんぱく質の制限対策③

1日に必要な摂取エネルギーを知っておきましょう。
先ほどの標準体重を使って、次のように計算します。

標準体重×体重1kg当たり必要なエネルギー量＝1日に必要なエネルギー量

「体重1kg当たり必要なエネルギーの量」は、その人の活動量によって違ってきます。
次のような目安になります。

身体活動量が低い（デスクワークなど座位中心の仕事）：25〜30kcal
身体活動量が普通（通勤などの移動や立ち仕事）：30〜35kcal
身体活動量が高い（力仕事をする人）：35kcal以上

標準体重が60kgの人で、身体活動量が普通の人なら、1日に必要なエネルギー量は、1800〜2100kcalになります。

こうした数値を踏まえて、たんぱく質やエネルギーの不足に陥らないよう、きちんと食べることが大事です。

欧米のデータでは、尿たんぱくが出ている推算糸球体ろ過量（eGFR）が45未満の人ならば、多少メタボ傾向があるほうが、やせている人より長生きすることがわかっています。やせた人のほうが短命なのです。

食事量をしっかりキープし、体重や筋肉が減らないように気をつけましょう。

そのためにも、1日3食摂ることが最も大事です。

そのほか、摂取エネルギー不足に陥らない3つのコツを紹介しておきましょう。

・エネルギー不足に陥らないための3つのコツ

①1日1回は、油を使用した料理を食べる（揚げ物、炒め物、ドレッシング和えなど）

②市販の高エネルギー補助食品を活用する

③はるさめなどのでんぷん製品（たんぱく質を含まないもの）を食べる

主食を低たんぱく食に変えてみる
―たんぱく質の制限対策④

日本人の主食のごはんは、意外に多くのたんぱく質を含んでいます。お茶わん1杯分で、約4gです。

このため、1日に3食1杯ずつごはんを食べるだけで、約12gものたんぱく質を摂取します。

例えば、ステージG3bで標準体重60kgの人は、たんぱく質摂取の上限が60gです。ごはんだけで12gを消費すると、残りは48g。ほかの食材でのたんぱく質摂取がかなり限られてしまいます。

肉や魚を少ししか摂れなくなり、食卓がわびしいものになりがちです。これでは、食も進まないでしょう。

この問題を解決する方法が、主食を「たんぱく質調整食品」に変えることです。

現在では、たんぱく質の含有量を極力減らしたさまざまな「低たんぱくごはん」が市販されています。

例えば、キッセイ薬品工業が販売しているパックごはんである「ゆめごはん1／35トレー」は、たんぱく質の含有量が通常のごはんの35分の1しかありません。パックごはん1食分のたんぱく質量は、0・13g程度です。

つまり、1日3食摂っても、0・39gにしかなりません。

これなら、先ほどのステージG3bで標準体重60kgの人でも、たんぱく質の摂取上限60g近くまで、肉や魚が食べられます。

こうした食品を利用すれば、健常者とほぼ変わらない豊かな食事になると思います。懸念されるごはんの味にしても、通常のものとさほど変わりはありません。

「たんぱく質調整食品」は、ほかにも、低たんぱくの炊飯米、食パン、そば、うどん、そうめんなども市販されています。

また、こうしたパックごはんは、食事の作り手にとっても、大きな助けとなります。

例えば、夫が慢性腎臓病でたんぱく質制限の必要があり、妻が食事を作っているご家庭では、夫用のたんぱく質量を制限した食事と妻用の食事を毎食、作り分ける必要があります。そのため、妻は大変な手間と労力が必要です。

ところが、こうしたパックごはんを活用すれば、おかずを2種類作る必要はなくなります。手間も労力も大きく省けるのです。

慢性腎臓病でたんぱく質制限が必要な人には、これらのたんぱく質調整食品を積極的に活用しましょう。

試した人たちからは、食事作りが楽になったと大変喜ばれています。

慢性腎臓病の当事者にとっても、肉や魚などのたんぱく質がこれまでより多めに摂れるので朗報といってよいでしょう。

なお、近所のスーパーに売っていない場合には、インターネットで検索をかければ、ネットスーパーやネットショップなどで見つけることができると思います。もしご自分でインターネット検索をされないという人は、周囲のご家族に相談すれば、大抵は解決すると思います。

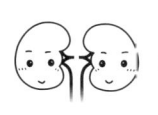

減塩には多様な方法がある—高血圧対策①

腎臓は、体内の余分な塩分を排出する働きをしています。

このため、慢性腎臓病の人が塩分を多く摂取すると、体内の塩分濃度が過剰になり、それを排出するために、腎臓の糸球体や尿細管に負荷をかけることになります。

また、塩分をたくさん摂ると、血液中の塩分濃度を薄めるため、血管外の水分が血管内に引き込まれます。すると、血流量が増えて血管壁に圧力がかかり、血圧が上昇します。

血圧が上昇すれば、これも腎臓に負担となり、腎機能の悪化を引き起こします。

高血圧は腎機能を悪化させる有力な原因の一つですから、食事療法でも減塩で高血圧対策を行うことが基本となります。

減塩では、1日の塩分摂取量を6g未満に抑えることが推奨されます。

漬物、梅干し、つくだ煮、みそ汁など、塩分の多い食品や味付けの濃いものは控えましょう。

ただ、塩分を機械的に減らすだけでは味気ない食事となり、長く続けることは難し

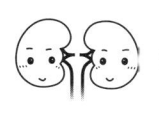

いものです。

以下、減塩に役立つ工夫をいくつか挙げておきましょう。

・食材そのものの旨みを活かす

新鮮な食材を選べば、その素材自体が持っている旨みを楽しめます。旨みのおかげで、無塩で食べられるケースもあります。少なくとも、塩分をかなり減らすことができるでしょう。

・減塩調味料を使う

しょうゆ、ソース、みそなどの減塩調味料が販売されています。それらを、一般の調味料に替えて活用します。

・天然だしを活用する

だしを効かせて旨みを出すと、減塩でもおいしくいただけます。

・香辛料や香味野菜で味付けする

コショウ、わさび、からし、カレー粉、山椒、トウガラシなどの香辛料で味付けをしてみるのもよいでしょう。

ほかに、ミツバ、ネギ、ミョウガ、シソ、ショウガ、シュンギクなど香味野菜もお勧めできます。

・酢や柑橘類などの酸味を利用する

酢や、レモン、ユズ、スダチなどの柑橘類のしぼり汁を料理に使用することで、薄味をカバーできます。

・味付けは調理後に

調理前に下味をつけず、調理後、料理の表面に味つけをするようにします。

表面に味つけすることで、味が感じやすくなり、塩分を減らすことができます。

・汁物は具だくさんに

塩分の多い汁の量を減らし、野菜や海藻をたくさん入れて具だくさんにします。

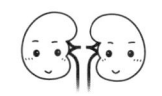

減塩クッキングの工夫

だしの旨みを利用する	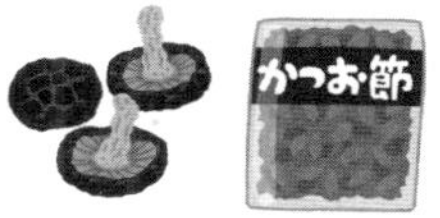	コンブ、削り節、干しシイタケなどの濃いめのだしを使うと、塩分が少なくてもおいしく仕上がる。
酸味を利用する	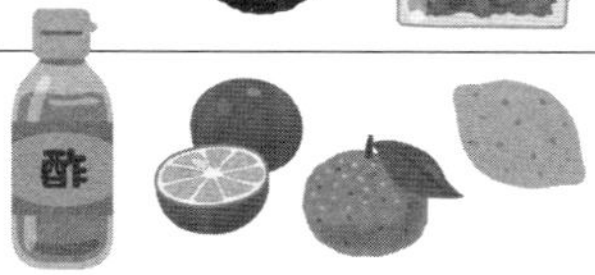	酢やレモン、ユズ、スダチなどのさわやかな酸味は塩分を減らすのに役立つ。
香りを利用する	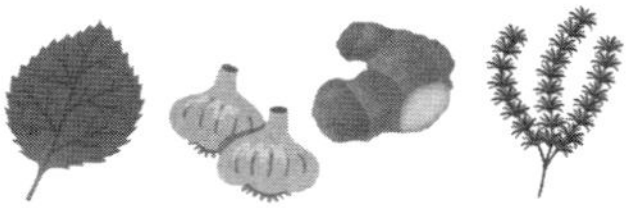	ハーブ、シソ、ニンニク、ネギ、ショウガなどの香りがアクセントになる。
香ばしさを利用する	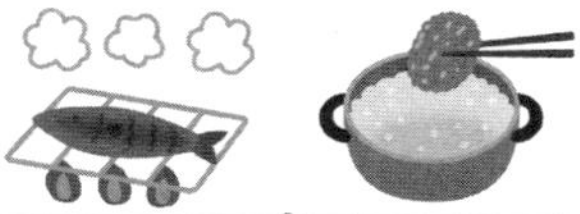	焼いたり、揚げたりして香ばしい風味をつけることで、少しの塩気でもおいしく食べられる。
天然塩を利用する		昔ながらの手法で作られた天然塩は旨みがあり、少量でも料理の味を引き立てる。
スパイスを活用する	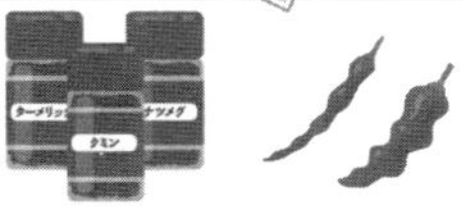	料理に香り、辛味、色を添え、塩分が少量でも満足感が得られる。
味つけにメリハリをつける	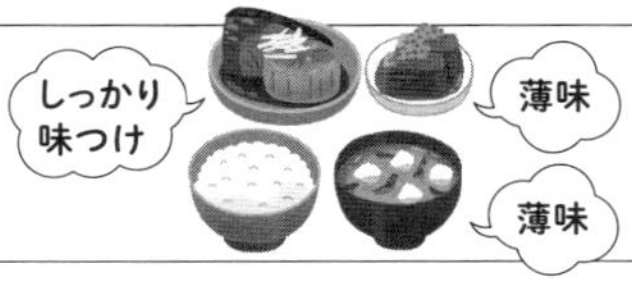	1品にしっかり味つけし、ほかは薄味にするとメリハリが利いて食事全体の満足度が高まる。
汁物は具だくさんにする	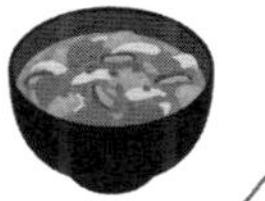	塩分の多い汁の量を減らし、野菜や海藻をたくさん摂ることができる。
表面にだけ味つけする	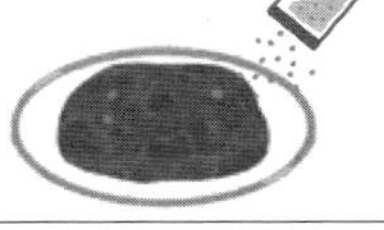	塩分を加えずに調理し、食べるときに表面に味つけすると塩気を感じやすく、塩分が抑えられる。

・**砂糖やみりんの量を控える**

甘みが濃いと、塩分も濃くなりがちです。甘みを控えるため、砂糖やみりんの量を抑えることで、塩分量を減らします。

朝食はできるだけ無塩にしよう──高血圧対策②

減塩の手始めに、朝食の塩分をできるだけ少なくしてみましょう。

朝食に、みそ汁と漬物を食べていた人は、それをやめます。

みそ汁1杯には、1・2～2g程度の塩分が含まれています。もし1日3食みそ汁と漬物を摂っていたら、それだけで1日の塩分制限目標値の6gを超えてしまう恐れがあります。

これまでみそ汁と漬物を食べる習慣のあった人が、それを一切やめると、それだけでかなりの減塩ができるはずです。

例えば、朝の塩分ゼロの食事としては、次のようなパターンが考えられます。

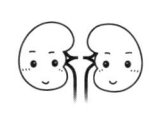

・朝の塩分ゼロメニュー例
バナナ＋牛乳（豆乳）
グラノーラ＋牛乳（豆乳）
リンゴ＋ヨーグルト
ふかしイモ＋ホットミルク

朝のみそ汁と漬物をやめ、例としたメニューのように塩分をかなり減らせれば、朝食でカットした分を昼食や夕食に回せます。

朝、塩分をゼロに抑えていれば、もし昼食にラーメンを食べたくなったら、実際に食べることも可能になるでしょう。

そうやってメリハリをつけることが、減塩生活を長く続けるコツです。

腎機能が落ちたらカリウムにも注意—高血圧対策③

腎機能の低下が軽度のうちは、カリウムを制限する必要はありません。

カリウムは、体内の余分な塩分を排出して血圧を下げる働きがあります。ですから、カリウムの摂取によって血圧を下げられるならば、腎臓にもいい影響を及ぼします。ただし、腎機能の低下が進行し、ステージG３b以降になってきたら、カリウムを制限する必要があります。

カリウムが体に溜まってしまうと、手足に力が入りづらい、手足がしびれる、不整脈を起こすなどのケースがあるからです。

カリウムは、トマトやブロッコリーなどの野菜類、バナナやメロンなどの果物、干物やイモ類、豆類などに多く含まれています。

これらの食品を食べる際には、以下のようなカリウムを減らす工夫が必要です。

・カリウムを減らす工夫
イモや野菜は、小さく切ってから茹でこぼす
生野菜は細かく切って水にさらす
生の果物やジュースは控える

糖質ゼロの糖質制限は危険―糖尿病対策①

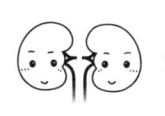

糖尿病は、腎機能を悪化させる有力な要因の一つ。糖尿病腎症は、人工透析に至る第一の原因となっています。

糖尿病が悪化し、高血糖の状態が続けば、腎臓の糸球体の血管に大きな負担がかかります。

人工透析を回避するためにも、糖尿病を改善する対策をやっていきましょう。

食事では糖質の摂取を控えることが基本になります。肉や魚、野菜といったおかずを多く食べ、主食のごはんを少な目にします。

近年、糖質制限がブームで、糖質を過度に制限した食事を習慣化している人も中にはいます。

糖質制限で気をつけたいのは、摂取する糖質をゼロにするような極端な方法は取ってはいけません。

ごはんやパンなどの主食は、私たちにとって欠かせない栄養源です。多少、摂取量を減らす程度ならよいのですが、ゼロにすることは栄養不足に陥る恐れがあり、とても危険です。

先にも書きましたが、高齢者の栄養不足は、筋肉量を減らし、サルコペニアやフレイルを招き寄せることになるからです。

菓子パンやスナック、甘い飲み物をやめる
―糖尿病対策②

糖質を減らすために、ごはんやパンなどの主食ばかりを減らすことは勧められません。

それでは、どこから糖質を減らせばよいのでしょうか。

以下に、そのコツを２つ挙げてみました。

・菓子パンやスナック菓子を控える

菓子パンは糖質が多く、食後血糖値を急上昇させる食品です。

菓子パンをよく食べている人は、それをやめるだけでも、糖質の摂取量を大きく減らせます。

同様に、スナック菓子やお菓子も買わないようにしましょう。

自宅に買い置きがあると、つい口にしてしまいます。この「ついつい」をなくすためには、これらの食品を自宅に置かないことが一番です。

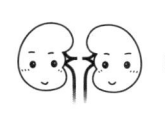

・甘いジュースや甘いコーヒーを控える

炭酸入りの甘いジュース以外にも、果物ジュースや野菜ジュース、スポーツドリンクにも多くの糖分が含まれています。これは、砂糖入りのコーヒー飲料も同じです。

こうした「糖分の入った飲料」を、「糖分なしの飲料」に変えましょう。

無糖のお茶やコーヒー、ミネラルウォーターにするのです。

これだけで糖質の摂取を大幅に減らすことができます。

糖の吸収を抑える食品を食べる—糖尿病対策③

現代には、糖の吸収を抑えて、血糖値の上昇を抑える食品がたくさんあります。それらをうまく活用しましょう。

以下、代表的な食品・食材を挙げてみます。

・水溶性食物繊維を活用する

食物繊維には、水に溶けやすい「水溶性食物繊維」と水に溶けにくい「不溶性食物繊維」の2種類があります。

両者とも、食後の高血糖を抑える作用がありますが、特に前者は、胃腸内に長く留まり、余分な糖質や脂質を吸着し、体外へ排出する作用があります。

また、腸内環境を整える働きもあります。発酵した繊維が腸内細菌のエサとなり、善玉菌を増やします。

水溶性食物繊維は、納豆やオクラ、ヤマイモ、ナメコ、キクラゲ、モズク、メカブ、ワカメなどに多く含まれています。

また、コンニャクもお勧めです。コンニャクは不溶性食物繊維ですが、食物繊維が豊富で、かつ低カロリーです。胃の中で膨らみますから、食べ過ぎを抑える働きもあります。

ダイエット食品として、コンニャクは海外でも大人気と聞きますが、私自身も家に常備して、よく食べています。

・主食のごはんを玄米に変える

ある食べ物を摂取したとき、食後の血糖値の上昇の度合いを示すのが、ＧＩ値（Glycemic Index）です。

玄米は白米よりもＧＩ値が低く、白米を玄米に変えると食後血糖値の上昇を抑えら

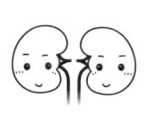

れます。糖尿病の予防や改善には大いに勧められるでしょう。

玄米は食物繊維も豊富です。そのためにGI値が低くなっています。ほかにも、白米には少ないビタミンやミネラル（ビタミンB群、マグネシウム）なども玄米には含まれています。

ただ、玄米が自分の味の嗜好《しこう》に合わないという人もいます。そんな人は、通常の白米に、雑穀米やもち麦などを加えれば、食物繊維を増やせます。

・酢を活用する

酢は、血糖値の上昇を抑制します。

ですので、酢をいろいろなかたちで食事に取り入れましょう。酢の物やマリネ、食前に黒酢を水で薄めて飲むのもいいと思います。

リンはどんなものに含まれているのか？―リン対策①

リンは体にとって欠かせない物質ですが、体内で過剰になると腎臓に負担をかけます。腎機能の低下を引き起こす恐れがあるのです。

リンを含む食品は多く、例えばスーパーで売っているほとんどのものに含まれていると考えていいでしょう。

リンは無味無臭なので、食品の中に入っていてもわかりません。つまり、私たちは日常的に、リンを大量に摂取している可能性があるのです。

先にも述べましたが、リンは「有機リン」と「無機リン」の2種類があります。

有機リンは、肉や魚などの動物性食品や、豆類や穀類などの植物性食品に含まれています。

無機リンは、食品添加物として、インスタント食品や加工食品などに含まれています。

前者の有機リンに関しては、あまり神経質になる必要はないでしょう。

有機リンは、リンの体内への吸収率が食品によって異なります。動物性食品の場合には、吸収率40～60％とやや高めです。一方、植物性食品の場合には、20～40％とやや低めになっています。

納豆や豆腐、油揚げや豆乳といった大豆たんぱくに含まれる有機リンは、体内であまり吸収されずに排出されます。そのため、たくさん摂っても、リン摂取の観点からはそれほど問題ありません。

肉や乳製品などの動物性食品であっても、植物性食品に比べると吸収率はやや高くなりますが、こちらもリン摂取の観点からは、それほど心配する必要はありません。それよりも、動物性食品に関しては、たんぱく質の摂り過ぎには気をつけたほうがよいでしょう。

問題なのは無機リンです。

無機リンの体内への吸収率は、なんと90％以上です。つまり、食品添加物であるリンは、ほとんどすべて吸収されてしまうのです。

加工肉やカップ麺、市販の総菜を控える──リン対策②

無機リンなど食品添加物を多く含む食品の代表は、ハムやソーセージ、ベーコン、練り物、プロセスチーズなどの加工食品です。また、冷凍食品やカップ麺などのインスタント食品、菓子パン、スナック菓子、ケーキやプリン、ゼリーなどのお菓子、おつまみ類、漬物、調味料、コーラやジュースなどの飲料水などです。

それこそ、ありとあらゆる加工食品に添加物が使われています。

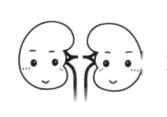

体内へ取り込むリンを減らすためには、これらの食品の摂取をできるだけ控える必要があります。

以下、どんなものを減らしていくべきかを具体的にお話ししてみましょう。

・加工肉

ハムやソーセージ、ベーコン、ミートボールなどの加工肉には無機リンなどの食品添加物がたくさん使われています。

加工肉は調理が簡単ですから、忙しい現代人はつい頼りがちです。しかし、腎機能を守ることを考えたら、できるだけ控えることです。

また、ハムなどの肉系だけではなく、魚系にも注意が必要です。

カマボコ、チクワ、はんぺん、つみれ、サツマ揚げ、魚肉ソーセージなどの水産加工品にも多くの添加物が含まれています。加工肉と同様、できるだけ避けましょう。

しかも、加工肉や水産加工品は塩分が多いのも問題です。塩分を摂り過ぎれば、血圧が上昇して腎臓の負担となるからです。

毎日、あるいは頻繁に加工された肉や魚製品を食べているという人は、週に1回か、ごくたまに程度の頻度に食生活を変えていきましょう。

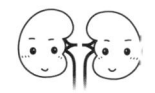

リンを多く含む食材

有機リン

吸収されにくい有機リン

◎ 食べてもOK

●納豆　●豆腐
●豆乳　●油揚げ
●大豆ミートなど

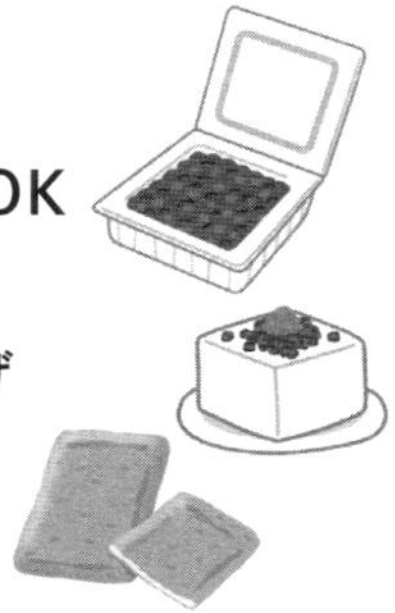

やや吸収されやすい有機リン

△ なるべく食べ過ぎない

●肉類　●牛乳
●チーズ
●タマゴなど

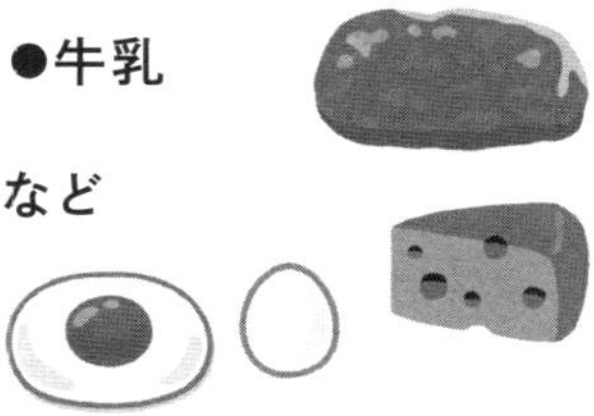

無機リン

吸収率 90%以上

× 極力減らす。
特に食品添加物に注意！

●加工肉　●練り物
●カップ麺　●ファストフード
●スナック菓子など

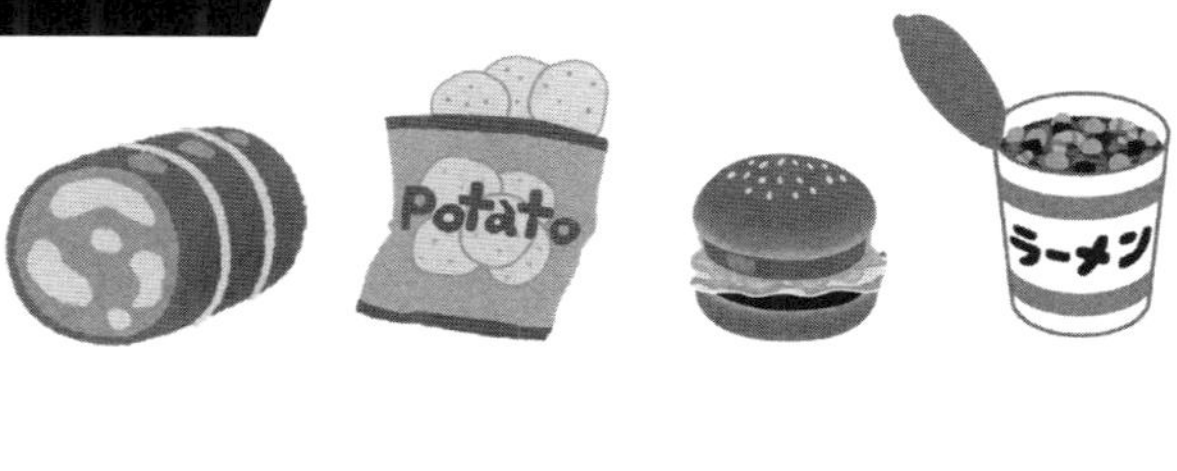

・カップ麺

カップ麺には大量の食品添加物が含まれています。そのうえ、塩分も多く含みます。腎機能が落ちてきている高齢者ならば、カップ麺はできるだけ控えましょう。

どうしてもカップ麺が食べたい場合には、次のような一工夫が必要です。

まず、スープの素と麺が別々になっている製品を選びます。麺にお湯を注いでから完成時間まで待った後、注いだお湯をいったん捨てましょう。その後、改めてお湯を入れ直してから、スープの素を入れます。

最初のお湯には、多くの食品添加物が溶け出しているからです。

この工夫は、鍋で作るインスタントラーメンの場合も同様です。麺を茹でたお湯をいったん捨てれば、食品添加物を減らせます。

また、ラーメンのスープはなるべく残すようにしましょう。これで、塩分の摂取量を減らすことができます。

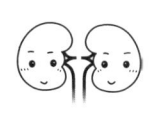

・スーパーやコンビニの惣菜と弁当

市販の惣菜や弁当も、食品添加物を多く含みます。

しかも、スーパーやコンビニの店内で調理された総菜や弁当には、食品添加物の表示義務がないのでそもそも何が入っているのかがわかりません。

店内で調理、もしくはリパック（業者が仕入れたものを店で包み直す）される食品の素材自体には、主に腐敗防止のため、既に食品添加物が加えられているケースが多いのが実態でしょう。

こうした惣菜や弁当は塩分も多く、それも腎臓によくありません。

可能ならば、手作りの総菜や弁当を食べるように心がけたいものです。

食品表示ラベルは必ず確認する癖を─リン対策③

加工食品を購入する際には、必ず食品表示ラベルを見て、内容を確認する習慣をつけましょう。

リンが多く含まれている添加物は、「リン酸塩」が代表的です。しかし、「一括名表示」や「表示免除」といった食品表示の制度によって、リンが含まれているにもかかわらず表示されていないケースもあります。

次のようなケースでは、リンが食品に入っていると考えられます。

［乳化剤］プロセスチーズなどのチーズ類、乳製品（チーズ類やホイップクリーム）、マヨネーズ、マーガリンなど

［pH調整剤］保存や風味の調整のため多くの加工食品に含まれます

［かんすい］中華麺

［イーストフード］パン、菓子など

［膨張剤、ベーキングパウダー、ふくらし粉］パン、お菓子など

ときに、消費期限を見ると、驚くほど長い期限を持つ加工食品があります。何年も日持ちするのは、保存料や防腐剤がたっぷり使われている証です。

現代の食生活において、加工食品をまったく利用しないのは現実的ではありません。ただ、だからといって、加工食品に頼り過ぎれば、リンの過剰摂取につながります。

リンがどのような食品にどのように表示されているのかを知っておけば、余分な摂取を避ける知恵になると思います。

第5章

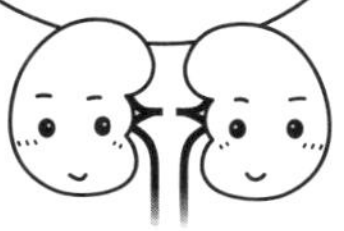

腎臓を長持ちさせる11のQ&A

Q1　腎臓病を早期発見するポイントは？

A1　慢性腎臓病は、初期段階ではほとんど自覚症状がありません。腎機能が低下していくと、次第に自覚症状が現われるようになります。

その症状に早めに気づき、より早く治療に入れるならば理想的です。そこで、早めに気づくためのチェックポイントをいくつか挙げてみましょう。

まず注意しておきたいのが、「尿の状態」です。

尿の泡立ち

排尿のとき、毎回、尿が泡立ち、その泡がなかなか消えないことがあります。

↓尿たんぱくが出ている可能性があります。

尿の色

尿の色が透明ではなく、茶色がかっていたり、コーラのような色だったり、ワインのような赤茶色だったりする。

↓血尿の可能性があります。

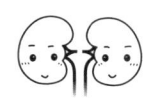

尿の回数

水分をそんなに摂った覚えがないのに、1日10回以上トイレに行きたくなる。
夜間頻尿で、寝ている間に何度も目覚める。
↓腎機能の低下（尿を濃縮する力が弱まっている）の可能性があります。

尿の量

水分を摂っているのに、尿の量が極端に少ない（1日400㎖以下）。
↓腎機能低下により、水分の排出が充分にできなくなっている可能性があります。

むくみ

指輪や靴がきつくなったと感じる。
起床時にまぶたや顔がむくむ症状が毎日続く。
↓腎機能がかなり落ちてくると、むくみや体の不調が現れてきます。

だるさ・疲労感

いつも疲れやすく、だるい感じがある。
少しの運動で息切れするようになった。
貧血や立ちくらみが多くなった。

↓赤血球の産生が低下し、腎性貧血の可能性があります。

汗をかかない

汗をほとんどかかない。汗をかきにくくなった。

↓体温調整機能の低下、尿毒症の可能性があります。

これらの症状は、腎機能の低下以外の原因によっても起こることがあります。あくまでも一つの目安と考えてください。
疑わしい症状があったら、自己判断せず、病院を受診しましょう。

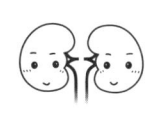

Q2　慢性腎臓病の運動療法について無理解な医師に出会ったら？

A2　あなたが腎臓病を診てもらっている担当医が、慢性腎臓病の運動療法に詳しくない可能性もあります。

慢性腎臓病の運動療法についての考え方に関する劇的な変化は、残念なことに、まだ広く知れ渡っているとは言えません。

そんなときは、担当医になぜ運動をしてはいけないのかを聞きましょう。

また、慢性腎臓病であっても、運動が勧められない種類の病態もあります。

例えば、不安定狭心症は、心筋梗塞を起こすリスクの高い狭心症で、運動は勧められません。また、腎機能の数値が大きく上下する場合も、運動はやめておいたほうがいいでしょう。

このように運動が勧められない納得のいく理由が示された場合には、担当医の指示に従いましょう。

しかし、運動を禁じる理由が、安静第一というかつての常識に依拠したものであった場合には、本書を見せてください。「慢性腎臓病の常識が変わってきているようですよ」と率直に話してみましょう。

例えば、現在では、推算糸球体ろ過量（eGFR：基準値は60）の数値が45未満の糖尿病腎症の患者さんに対しては、腎臓リハビリの運動指導に保険が適用されます。

つまり、慢性腎臓病に対する運動療法の効果は、国から正式に認められているのです。

専門家である医師を前に気後れしてしまうかもしれませんが、ご自身の健康を守ることを第一に考え、しっかりと話し合いましょう。

また、「日本腎臓リハビリテーション学会」のホームページも参照してください。

腎臓リハビリを行っている加盟病院（施設会員）のリストが掲載されています（スマホで以下の二次元コードを読み込んでください）。

もしお近くに適当な病院がない場合には、こちらの加盟病院に連絡を取るといいでしょう。

Q3　ほかの科を受診する際の注意点はありますか？

A3　初診でかかるクリニックや病院では、自分が慢性腎臓病だということを必ず伝えてください。

伝えずに診察を受けると、事情を知らない医師が慢性腎臓病にリスクのある薬を処

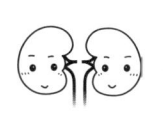

方する可能性があります。

ほかの医療機関を受診することが決まっているのならば、かかりつけ医や腎臓病を診てもらっている病院を受診した際に、血液検査や尿検査などのデータをもらっておくといいでしょう。それらのデータをほかの医療機関に提出すれば、危険な薬が処方されるリスクを減らせます。

また、慢性腎臓病以外の病気があり、そちらの病気の診察のため、ＣＴ（コンピュータ断層診断）を撮るケースもあるでしょう。

ＣＴ撮影用の造影剤が腎臓に悪影響を及ぼし、腎臓の血流障害や尿細管障害が起こるリスクがあります。特に高齢者や糖尿病、脂質異常症をお持ちの人、すでに腎機能が低下している人は注意が必要でしょう。

造影剤を用いたＣＴを撮ることになったら、撮る前にかかりつけ医や腎臓の担当医に相談してください。その相談を踏まえ、ＣＴを必要としている担当医とも話し合う必要があるでしょう。

Q4　腎臓病にはどんな病気がありますか？

A4　腎臓病には非常に多くの種類があります。

慢性腎臓病という名称は、「腎臓の障害」や「腎機能低下」が3ヵ月以上持続している状態の総称で、こうした状態をもたらすいろいろな腎臓の病気があります。
慢性腎臓病につながる可能性のある代表的な腎臓病を、以下に紹介します。

急性腎障害（AKI）

慢性腎臓病とは反対に、数時間から数日という短期間で急激に腎機能が低下する病気です。初期に適切な治療を行えば回復しますが、治療が遅れると、人工透析が必要になるケースや慢性腎臓病に移行するケースがあります。

急性糸球体腎炎（急性腎炎）

腎臓のろ過を行っている糸球体に炎症が生じ、尿たんぱくや血尿が出る疾患を総称して糸球体腎炎と言います。糸球体腎炎は、「急性糸球体腎炎」と「慢性糸球体腎炎」の2種類があります。
急性糸球体腎炎は、一般的に4～10歳くらいまでの子どもが風邪などの感染後にかかることの多い疾患です。

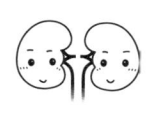

慢性糸球体腎炎（慢性腎炎）

なんらかの原因で糸球体に炎症が起こり、尿たんぱくや血尿が長期間（1年以上）持続する病気の総称です。IgA腎症やネフローゼ症候群などがあります。長らく透析患者さんの透析導入原因の第2位でしたが、最近、腎硬化症に次ぐ第3位になりました。

IgA腎症

慢性糸球体腎炎の一つで、慢性糸球体腎炎の内でも最も頻度が高い疾患です。風邪や扁桃炎などがきっかけとなって、体内に存在するのとは異なるIgA抗体が出現し、それが糸球体に沈着し炎症を起こします。

ステロイドなどを使った治療が行われます。

ネフローゼ症候群

なんらかの原因によって腎臓に障害が起こり、大量の尿たんぱくが出る状態をいいます。

慢性糸球体腎炎の一つに分類されることもありますが、腎臓のみに障害を見るのではなく、糖尿病、アミロイドーシス（アミロイドと呼ばれるナイロンに似た線維状の異常たんぱく質が全身のさまざまな臓器に沈着し、機能障害を起こす病気の総称）、膠《こう》原病《げんびょう》など全身疾患で腎臓にも障害が起こり、大量の尿たんぱくが出る状態もあります。

糖尿病性腎症

糖尿病が原因となって起こる腎臓病。糖尿病による高血糖状態が糸球体を傷つけ、障害を起こします。

最初は「微量アルブミン尿」と呼ばれる尿が見られるようになります。

透析患者さんの導入原因の第1位です。

腎硬化症

高血圧によって起こる腎臓病。高血圧や動脈硬化によって腎臓の細い血管が硬くなり、血液が流れにくくなり、糸球体などの腎臓の組織に障害を引き起こします。

長らく透析患者さんの導入原因の第3位でしたが、最近、慢性糸球体腎炎を抜いて第2位になりました。

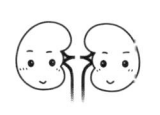

多発性嚢胞腎

腎臓に嚢胞（水が溜まった袋）がたくさん生じ、腎機能が徐々に低下していく遺伝性疾患です。

Ｑ５　最近、体力が急に落ちてきたようで心配です。自分の体力・筋力のチェック法はありますか？

Ａ５　加齢や運動不足によって筋力が落ち、身体機能が低下した状態を「サルコペニア」と呼びます。

サルコペニアがさらに悪化すると、身体機能がいよいよ低下し、転倒・骨折なども起こりやすい、心身の虚弱が進んだ状態に陥ります。

この状態が、「フレイル」です。フレイルは、要介護寸前の状態です。

腎臓病の治療中に、サルコペニアやフレイルを併発すると、筋力低下や心身の虚弱化がどんどん進んでいく可能性が高いのです。

しかも、サルコペニアやフレイルを併発している腎臓病の場合、病態の悪化にも拍車がかかります。

フレイルと慢性腎臓病が重なると、互いに足を引っ張り合うような悪循環が起こり、身体機能も大きく低下し、病状がさらに悪くなるのです。

慢性腎臓病を発症している人や、腎機能低下が気になっている人は、身体機能が落ちていないかどうか、サルコペニアやフレイルに陥っていないかどうか、チェックしておきましょう。

サルコペニアやフレイルになると、その兆候として、

「横断歩道が青信号の間に渡りきれない」

「ペットボトルのふたが開けにくい」

「転びやすくなった」

といったことが起こってきます。

また、サルコペニアやフレイルになっているかどうかを判定するセルフチェックとして、「指輪っかテスト」があります。

指輪っかテストは、次のように行います。

指輪っかテスト

①両手の人差し指と親指で輪っかを作る

指輪っかテストのやり方

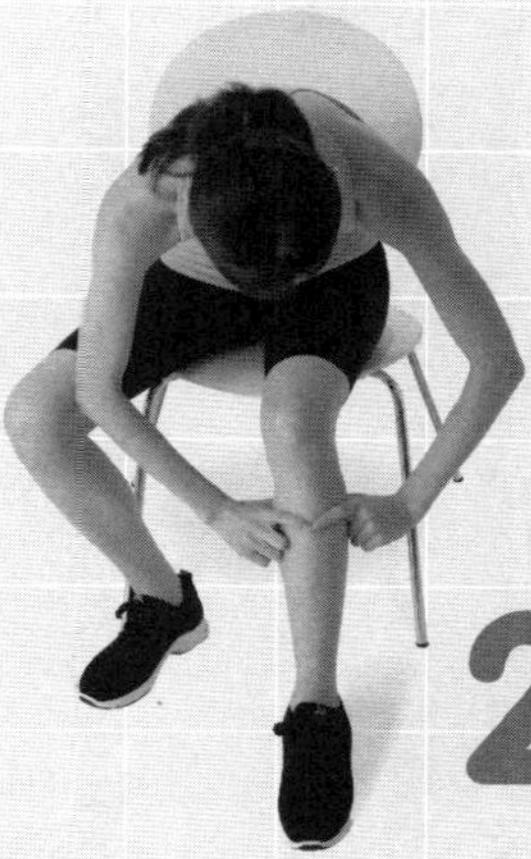

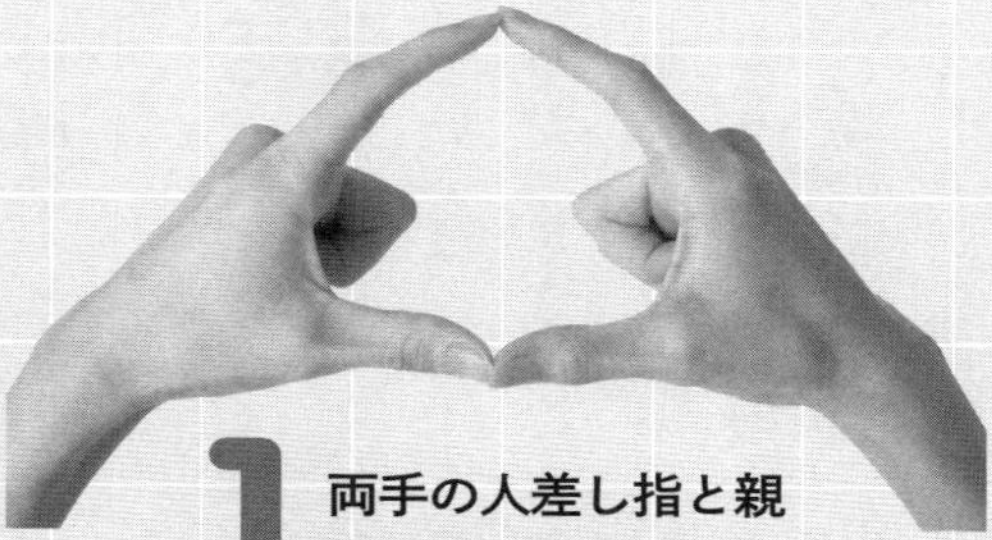

1 両手の人差し指と親指で輪っかを作る

2 利き足でないほうのふくらはぎのいちばん太いところをつかむ

3

高い ←―― サルコペニアの可能性 ――→ 低い

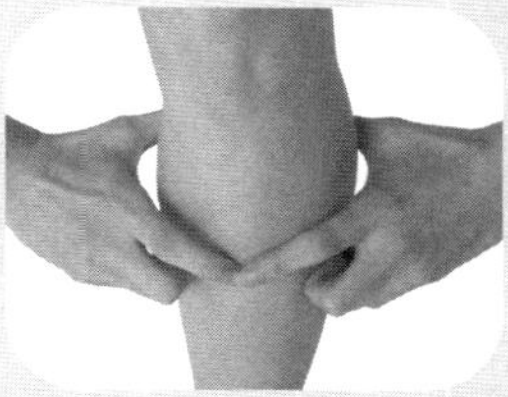

c

つかんだ指輪っかにすき間ができる

↓

サルコペニアの危険度高い

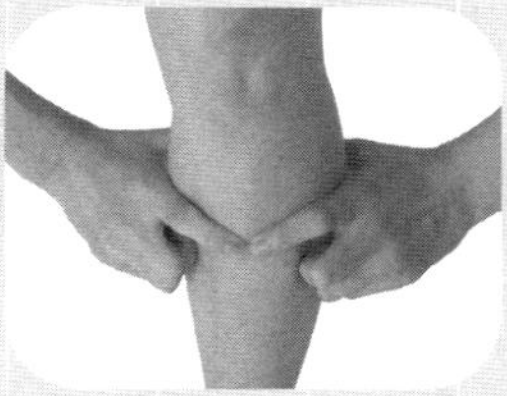

b

ちょうどつかめる

↓

サルコペニアの危険度ややある

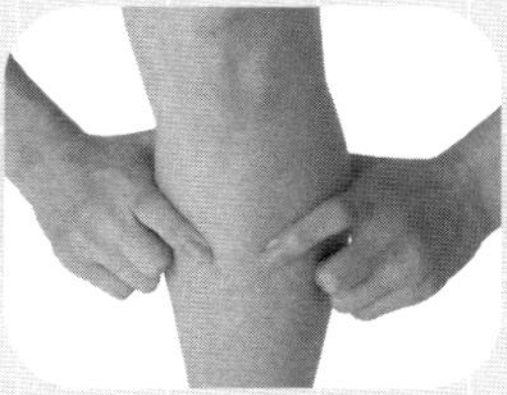

a

つかめない

↓

サルコペニアの危険度低い

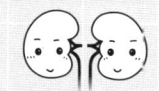

②利き足でないほうのふくらはぎのいちばん太いところをつかむ
③その結果、
a：つかめない→サルコペニアの危険度低い
b：ちょうどつかめる→危険度ややある
c：つかんだ輪っかにすき間ができる→危険度高い

危険度が高い人は、ご自身の生活を見直し、運動を心がけましょう。
腎臓リハビリをしっかり行い、サルコペニアやフレイルを予防してください。

Q6 腎臓が悪くなったら、水分制限も必要ですか？

A6 腎機能がかなり悪化するまでは、原則として水分制限は必要ありません。ステージでいえば、G1～G3までの人は制限しなくてよいでしょう。

ただ、そうした人も、夏場の脱水にはご注意ください。

脱水状態になると、体全体を流れる血液量が減少し、腎臓の血流量も一時的に少なくなります。このことが腎臓にとっては大きな負担となるのです。

夏場の脱水の起こりやすい時期には、こまめな水分補給が必要です。

ステージG4以降の人は、水分管理が必要となります。

とはいえ、ステージＧ４以降でも、尿が充分に出ているのならば、問題ありません。腎機能が低下すると、水分調整ができなくなってきます。尿の量も減ってきます。この段階で水分を多めに摂ると、むくみや、肺に水がたまる肺水腫が起こる恐れがあります。

毎朝体重を測っていると、急に体重が１kg以上も増えていることがあります。そのときは、体に水が溜まっている可能性があります。

水分制限が必要になるので、担当医の指示に従い、水分制限を始めてください。

人工透析が始まると、厳格な水分調整が必要となります。その際も、担当医の指示を守るようにしましょう。

なお、体に水が溜まりやすい人は、次のような特徴があります。

- **塩分摂取が多い**
- **尿たんぱくが１日３g以上出ている**
- **なんらかの原因で、血清アルブミン値（血液中のたんぱく質の一種で、栄養状態の重要な指標）が３・２g／dℓ以下の人**
- **立ち仕事が多い**

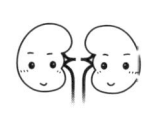

Q7　入浴時の注意点はありますか？

A7　入浴は、できれば食事の前に済ませてください。

まず危険なのは、脱水です。入浴前にコップ1~2杯の水を飲んで、脱水を避けるようにしましょう。

また、入浴の際の急激な温度変化によって血圧が上昇し、重大な心血管疾患が起こる恐れがあります。

入浴中に、頭が「クラクラ」すると感じたことはないでしょうか。

厚生労働省人口動態統計（令和3年）によれば、高齢者の浴槽内での不慮の溺死《できし》、及び溺水の死亡者数は4750人。交通事故の死亡者数2150人の2倍以上にもなります。

冬場、暖房の利いた部屋から移動して冷え込んだ脱衣所で服を脱ぎ、もっと寒い浴室に入ると、血管が縮まり血圧が一気に上昇します。その後、浴槽に入り体が温まってくると血管が広がり、急上昇した血圧が下がります。

このような急激な血圧の変化が体に大きな負担となります。

急激な温度変化のリスクを減らすために、冬場は前もって脱衣所や浴室を暖めてお

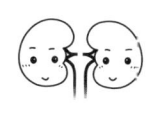

くといいでしょう。

浴槽に入る際には、心臓に遠い部分からかけ湯をしてから入ります。熱い湯に首までしっかり浸かると、血圧が上昇し、心臓への負担が大きくなります。ぬるめの湯にゆっくり入るようにしましょう。湯舟の中では、胸から上を出しておきます。

入浴後は、湯冷めをしないように注意します。特に寒い時期は、浴室や脱衣所の保温に配慮しましょう。

また、寝室の室温管理も大事です。

24時間暖房をしている札幌などの地域では大きな問題になりませんが、東北や北関東のように、中途半端に寒い地域では、寝る前に暖房を切ってしまうご家庭があります。

そうなると、朝の寒さで血圧が上昇し、早朝血圧が１７０㎜Hgまで上がってしまう人もいます。

「電気毛布があるから大丈夫」という人もいるかもしれませんが、電気毛布では部屋の空気が暖まりません。部屋が冷えていると、肺は冷たい空気にさらされることになるのです。

夏場の血圧低下と並んで、冬場の血圧上昇は、腎臓が悪い人にとっては大きな負担となります。

ぜひ室温の適切な管理をお願いしたいと思います。

Q8 普段飲んでいる薬で、腎機能を悪化させる薬はありますか？

A8 特に注意したいのは、「非ステロイド性抗炎症薬（ＮＳＡＩＤｓ《エヌセイズ》）」です。

体内で炎症を引き起こす物質であるプロスタグランジンの生成を抑制することで、炎症や痛みを抑え、解熱効果をもたらす薬です。

プロスタグランジンの生成が抑えられると、腎臓への血流が悪化して腎機能が低下し、急性腎不全を起こすリスクがあります。

腎臓や心臓の悪い人が痛み止めを飲むと、２〜３日でむくみが出ることがあります。これは、薬によって腎機能の低下が起こっている印です。

このような腎機能の低下は一時的なもので、薬をやめれば戻ります。

問題なのは、ＮＳＡＩＤｓを痛み止めや頭痛薬として、長期間服用することです。

一時的な使用ならば、まだよいのですが、長期間使用すると危険です。

市販薬としても販売されているアスピリン（バファリンなど）やロキソプロフェン

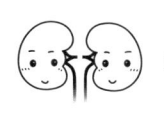

（ロキソニンなど）などの薬剤を、頭痛対策などで長期間飲んでいる人は、気づかぬうちに腎機能が低下している可能性があります。

糖尿病や高血圧を合併していると、腎機能が悪化するリスクが高くなるので、より注意が必要です。

ＮＳＡＩＤｓの代わりに、腎臓への影響が少ないとされる解熱鎮痛剤のカロナールが勧められることがあります。しかしこちらも、長期間の使用の安全性を保証するものではありません。

いずれにしても、鎮痛薬・解熱薬には、こうしたリスクがあること（特に長期使用において）をぜひ知っておいてください。

私は、「痛み止めはシップや塗り薬だったらよいが、飲み薬は危険」とよくお話しします。

薬でもう一つ注意したいのが、降圧剤です。

夏になると、血圧は下がる傾向があります。夏で血圧が下がっているところに降圧剤を飲むと、血圧が下がり過ぎる恐れがあるのです。

夏の暑い時期に脱水によって血圧が下がった結果、急激に腎機能が低下してしまう、

「急性腎障害」という病気があります。

この病気を発症したら、治療をすれば3分の2の人は回復します。しかし、3分の1の人は腎機能が回復しないことがあります。中には、人工透析になってしまう人もいるのです。

この急性腎障害を引き起こし、症状を悪化させる要因になるとされている薬が3種の降圧剤です。

急性腎障害を引き起こす可能性のある薬

①利尿薬
②ARB（アンジオテンシンⅡ受容体拮抗薬）
③ACE阻害薬（アンジオテンシン変換酵素阻害薬）

これらの3剤は、高血圧の治療薬としてよく使われています。

高血圧があり、降圧剤を飲んでいる人の中には、これらの薬を飲んでいる人はたくさんいます。

夏場は、これらの薬によって血圧低下が引き起こされるリスクを知っておきましょ

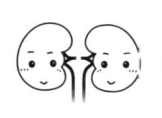

う。

もしもこれら3剤を飲んでいて、夏場の朝方に血圧の低い日が続くようならば、担当医に降圧剤の量を減らすべきかをご相談ください。

ただし、自己判断で薬の服用を止めてしまうことは、絶対にやめてください。

Q9　人工透析が始まり、精神的に強いショックを受けています

A9　がっかりなさっているそのお気持ちはよくわかります。

人工透析にならないために、これまでいろいろと配慮してきたにもかかわらず、担当医から人工透析を始めましょうと告げられたら、確かにショックに違いありません。

今までの努力を無駄だったと思う人もいると思います。

しかし、大事なのはこれからです。

人工透析になってからどのように過ごすかによって、今後の生活自体が大きく変わります。

人工透析を始めると、気力・体力がどんどん失われて、車イスから立ち上がれなくなる人がいます。

その一方で、健常人と変わらぬ生活を続けている人もいます。

その違いを生み出すものはなんでしょうか。

過去の調査では、人工透析を受ける患者さんの最高酸素摂取量（体力の指標）は、同年代の健常者の60％まで落ちるというデータもあります。

透析を続けるうちに、サルコペニアやフレイルを発症し、自分の足で歩けなくなる人も少なくありませんでした。

両者の違いを生み出すものこそが、腎臓リハビリ（運動療法）です。

人工透析をしながら手軽な運動を続けることによって、筋力や体力の衰えをできる限り防ぎ、サルコペニアやフレイルの予防に役立ちます。

また、腎臓リハビリは、患者さんの気分転換、気分のリフレッシュにもなります。

運動を続けることで、体力に自信がついてくると、これまで以上にやれることが増えてくるはずです。

仕事を続けている人は、無理のない範囲で、今後も仕事を続けていくといいでしょう。

また、新たな趣味を始めたり、人と交流する場に顔を見せたりすることも可能です。「透析だからできない」とあきらめずに、やりたいことにチャレンジしましょう。

なお、新しいチャレンジをするときには、必ず主治医に相談し、体に負担をかけな

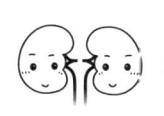

いよう、話し合っておくといいでしょう。

Q10　IgA腎症ですが運動しても大丈夫ですか？

A10　ＩｇＡ腎症は、糸球体に炎症が起こり、腎機能が低下する慢性糸球体腎炎の一種です。腎臓の糸球体に免疫グロブリンのＩｇＡというたんぱく質が沈着する病気です。

慢性糸球体腎炎（ＩｇＡ腎症を含む）ならば、軽い運動後に尿たんぱくが増加しても、それはあくまでも一過性のものです。

運動によって1日の尿たんぱくが増加したり、腎機能が低下したりすることはないとされます。運動制限の必要はないでしょう。

ただし、尿たんぱくが大量に出ているケースでは、運動療法が有効かどうかについて、まだ結論は出ていません。

それでも、運動療法を行いたい人は、担当医と相談してみましょう。

ほかに、ネフローゼ症候群や多発性嚢胞腎などの場合も、運動を制限する必要はありません。

これらの病気の場合も、事前に担当医に相談するとよいでしょう。

Q11 運動をずっと続けるコツはありますか？

A11 運動は継続してこそ、効果が現れます。
以下、継続するコツを紹介しましょう。

①思い立ったら、すぐやる

心理学的には、私たちの「やる気」は、20秒しか続きません。放っておけば、やる気は自然に消失します。だからこそ、やる気が起きたときに、ただちに取りかかりましょう。

また、運動する際に何かしら楽しみを見つけることも大事です。ウォーキングなら、景色のよいところを歩くコース設定をして、毎日、景色の変化を楽しむのもいいでしょう。

好きな音楽を聴きながら歩くのも楽しいでしょう。ただし、周囲に注意を払うのもお忘れなく。

②がんばり過ぎない

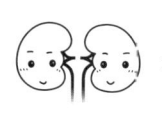

最初からがんばり過ぎないことも大切です。

これまで運動不足だった人は、いきなり運動量を増やすと、ケガをする恐れもあります。

初めは、数分のウォーキングでもいいのです。それを1週間続けてください。翌週には、その数分が楽に感じられるようになるでしょう。楽に感じられるようになったら、歩く時間や距離を少しずつ延ばしていきます。

また、ウォーキングでも、必ずそのための時間を確保する必要はありません。例えば、通勤や買い物の行き帰りに歩けば、それもウォーキングの時間として換算します。

③記録を付ける

毎日の運動の記録を付けましょう。

万歩計を使うだけで、歩数が1000歩増えると言われています。記録を取ることは、運動を続ける動機付けにもなるのです。

巻末に、「運動日誌」を付けました。これをコピーして、毎日の記録を付けるといいでしょう。

体重や血圧、各体操、1日の歩数などが書き込めます。

毎日記録を取ることで、続けるモチベーションになりますし、体調管理にも役立つことでしょう。

④仲間を作る

記録を取ったら、家族や周りの人に見せて、褒めてもらってください。それが運動を続ける大きな励みとなります。

ご家族や仲間、友人から、「がんばったね」「がんばってるね」と言われると強い励みとなります。

ご家族はぜひ、そんな患者さんの気持ちを汲んであげてください。

また、いっしょに歩く仲間がいると、よりいいでしょう。

根気よく続けていくと、運動（腎臓リハビリ）はご自身の生活の一部となります。

そんなふうになることを一つの目標として、日々を積み重ねていきましょう。

おわりに

患者さんに腎臓リハビリを勧めるとき、私は、「運動日誌」（198ページ参照）を忘れず付けることを加えてお勧めしています。

運動日誌には、毎日の体重や血圧、歩数などが書き込めます。

また、日誌の空欄部分には、日記代わりのメモが書けるようになっています。そこには、「今日あったよいこと」を書いてみましょう。

患者さんにそんなふうに伝えると、

「先生、いいことなんて、そうそう毎日ありませんよ」

と答える人が中にはいます。

そんな患者さんには、私はこう言います。

「ないと思っても、探すように心がけているとあるものですよ。そうやって続けていくと、いいことを探すのが楽しくなっていきます」

慢性腎臓病のような難しい病気と向き合い、その症状を少しでもよくするためには、何より、物事をこうやって前向きに考えていくことが大事です。

歩数を記録し、1日の歩数も少しずつ伸ばしていく。

小さなこと、些細なことを大事にして、それを大切に育てていく。

そうした日々の丹念な積み重ねが、病気を快方へと導くのです。


腎臓リハビリの一環としてウォーキングを始めるに当たり、いったいどれくらいの歩数を歩けばよいのかと患者さんから聞かれます。

これまで健康によい歩数は、「1日に1万歩」と言われてきました。これは、疫学研究による長期間での変化を分析したエビデンスに基づくものです。

このエビデンスに対して、私たちが行った研究は少し趣旨を異にしたものでした。歩くことで、腎機能がどれくらいアップダウンするのか、その小さな変化に的を絞って研究を続けたのです。

それが新たな発見をもたらしました。

短期間で、かつ1万歩の半数にも満たない歩数で腎機能を改善する効果が出ることがわかってきたのです（詳細は第3章にあります）。

しかも、その短い期間での腎機能の些細な変化は、決してムダにはなりません。

短期間での腎機能の変化が、10年後の生命予後にもよい影響を及ぼすのです。

それは、ある意味で当然のことです。

なぜなら、私たちの10年後とは、この今という瞬間の一つひとつの積み重ねによって作られるものだからです。

リハビリとは、今の「体にいいこと」を積み重ね、小さな違いを積んでいくことで、少しずつ心身を変えていこうという仕組みです。


1990年、私は、オーストラリアのメルボルン大学医学部での研究を終え、岩手の地域病院に赴任しました。

当時、まだ30代半ばだった私は、そこで治療のために安静を続けた結果、歩けなくなった多くの高齢の患者さんたちに接し、ショックを受けたのです。

寝たきりの人たちをなんとか助けて動けるようにしたい。なんとか歩けるようにならないのか。

この願いが、私をリハビリという学問へと向かわせました。

私自身、そこから一歩一歩、腎臓リハビリという新しい研究の正解を求めて、日々、積み上げてきたのです。

研究を始めた当初は、こんなにも遠くまで来られるとは思ってもみなかった――今では、そう思います。

本書は、そうした私自身の歩みの集大成でもあります。

1日だけ腎臓リハビリを行っても、体に大きな違いは感じられません。

数日続けても、少しもよくなっていない。却って悪くなっている。

そう感じる日もあるかもしれない。

ですが、それであきらめないでください。きっとよくなると信じ、継続しましょう。

「今日あったよいこと」も、毎日、探しましょう。

今の瞬間の腎機能を少しでもよくする方策を選択し、それを根気よく続けていくのならば、その積み重ねが、よりよい未来へつながっていきます。

本書があなたの健康維持のために少しでもお役に立てるなら、これほど幸せなことはありません。

東北大学名誉教授、山形県立保健医療大学理事長・学長　上月正博

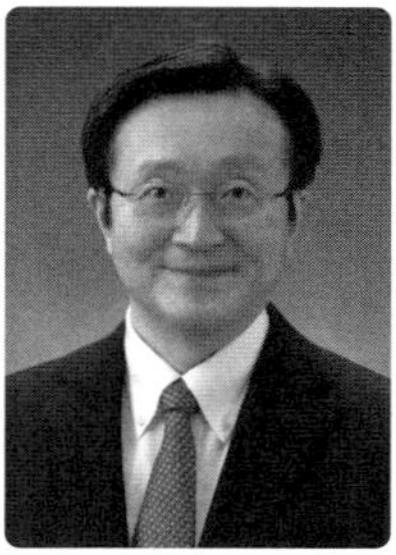

●著者プロフィール

上月正博
（こうづき・まさひろ）

東北大学名誉教授。山形県立保健医療大学理事長・学長。

１９８１年東北大学医学部卒業。２０００年、東北大学大学院医学系研究科内部障害学分野教授、２００２年東北大学病院リハビリテーション部長（併任）、２００８年同大学院医学系研究科障害科学専攻長（併任）、２０１０年同先進統合腎臓科学教授（併任）、２０２２年東北大学名誉教授、山形県立保健医療大学理事長・学長。

日本腎臓リハビリテーション学会理事長、国際腎臓リハビリテーション学会理事長、日本リハビリテーション医学会副理事長、日本心臓リハビリテーション学会理事などを歴任。

医学博士。日本腎臓学会功労会員、総合内科専門医、腎臓専門医、高血圧専門医、リハビリテーション科専門医。

『腎臓リハビリテーションガイドライン』（南江堂）など医師向けの著書・監修書多数。２０１８年には腎臓リハビリテーションの功績が認められ、心臓や腎臓の分野に貢献した科学者に贈られる世界的に名誉ある賞「ハンス・セリエメダル」、２０２２年には「日本腎臓財団功労賞」を受賞。

腎臓リハビリテーションの「運動日誌」　※コピーしてお使いください

			月	火	水	木	金	土	日
月		日付							
朝の体重(kg)									
起床時	血圧(mmHg)	最高							
		最低							
	心拍数(回/分)								
就寝前	血圧(mmHg)	最高							
		最低							
	心拍数(回/分)								
腎臓リハビリ準備体操	①かかと上げ下げ								
	②片足上げ								
	③ばんざい体操								
	④中腰スクワット								
腎臓リハビリ・ウォーキング(歩数)									
腎臓リハビリ筋トレ	①壁押し								
	②スクワット(ハードモード)								
	③ひざ胸突き								
	④ヒップリフト								
	⑤片足立ち								
今日のひとこと(体調、よかったことなど)									

腎臓リハビリテーションの「運動日誌」 記入例

3月		日付	月 15	火 16	水 17	木 18	金 19	土 20	日 21
朝の体重(kg)			62.5	62.5	62.0	62.5	62.0	62.5	63.0
起床時	血圧(mmHg)	最高	122	120	120	125	120	123	126
		最低	82	80	79	83	80	82	84
	心拍数(回/分)		70	69	68	73	74	72	75
就寝前	血圧(mmHg)	最高	115	118	120	123	114	119	122
		最低	78	76	77	78	75	74	84
	心拍数(回/分)		68	67	68	70	69	72	75
腎臓リハビリ準備体操	①かかと上げ下げ		○	○	○	○	○	○	○
	②片足上げ		○	○	○	○	○	○	○
	③ばんざい体操		○	○	○	○	○	○	○
	④中腰スクワット		○	○	○		○	○	
腎臓リハビリ・ウォーキング(歩数)			4523	4782	5030		5185	5325	
腎臓リハビリ筋トレ	①壁押し		○						
	②スクワット(ハードモード)			○			○		
	③ひざ胸突き		○				○		
	④ヒップリフト			○					
	⑤片足立ち				○			○	
今日のひとこと(体調、よかったことなど)					塩分が多かった	食べすぎた			夜外食カロリーオーバー

腎臓の名医が教える
腎機能　自力で強まる体操と食事

2024年 8 月31日　第1版
2024年11月15日　第2版

著　者　　上月正博
発行者　　小宮英行
発行所　　株式会社徳間書店
〒141-8202
東京都品川区上大崎3-1-1
目黒セントラルスクエア
電話　編集(03) 5403-4344
販売(049) 293-5521
振替　00140-0-44392

印刷・製本所　株式会社広済堂ネクスト

ISBN978-4-19-865888-5